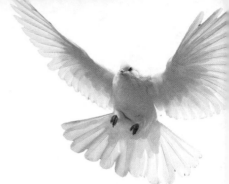

目錄

1494天 我的抗癌日誌

真正的鬥士，
是接受恐懼與苦痛並綻放韌性之美的生命勇者

徐千惠 ── 著

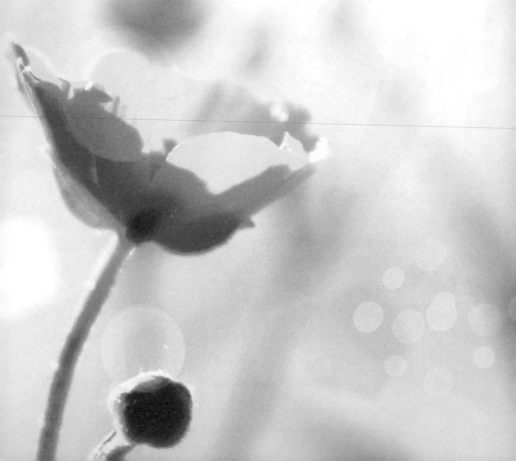

推薦序一／Sunny 與 Chien 的心靈對談

　　千惠罹癌第二年時，決定辭掉實驗室的工作，專心養病。她寫了一封信告訴我她面對罹癌的心境，她的夢想與掙扎、不捨與渴望。當時我回了一封信，告訴她，她有多特別以及她會擁有的不平凡人生。

　　我決定以我們當時的對談內容作為本書的序，除了讓大家多瞭解一些千惠外，我眼中的千惠及要跟他說的話，也就是這些了。以下就是千惠和我的心靈對談。

*　　　　　*　　　　　*　　　　　*　　　　　*

Dear Sunny,

　　從小我就很幸運，總是可以遇到對我很好的老師，直到念了研究所，特別是生病之後，我真的要說沒有人可以做到像妳這樣。謝謝妳。

　　從小我就希望能夠出國唸書，高三自己準備資料，希望家人可以讓我出國念人學，甚至連小留學生的心路歷程相關的書我都看了，而原本答應我的家人，在半年後才告訴我"不行，妳還小。"於是我又把希望放在研究所，當我考上成大分醫所時，同時我也申請到英國 2-3 間的學校，抗爭多年，家人也支持我出去念了，

但這次是我自己選擇留下來的，我不後悔，因為我相信未來的機會會更好。

　　生病的第一年，我花了很久的時間去接受我要放棄出國唸書的夢想，很捨不得，但漸漸地我也放下了。來到台南最大的收穫除了學業和認識妳們，就是我有了寶貴的信仰，我也學著接受上帝或許對我的生命有其她的計畫，也許出國不在祂的計畫當中。

　　生病的第二年，我則是在學著放下自己的理想與野心。這對我來說很困難，要接受並明白自己的有限，我沒有辦法再毫無顧忌的全心全意做我想做的事情，揮灑我的青春，常常我的心想要衝，但是我的身體卻不允許，感覺自己像籠中的鳥一樣，在某方面被受限著。從來沒有想過正值青春年華的自己，會被這樣限制著，會這麼早就要學習放下，一步一步放下我想要的東西。

　　接受不能出國之後，一開始，我還希望我可以繼續在研究的主題上做出一些結果，那怕只是在科學上的一小小步，但至少留下我曾經參與過的"痕跡"。後來，漸漸改成我希望"至少"可以做到 paper 發表，到希望可以撐到 paper 發表……！很抱歉，最後我還是得中途退出了。

　　我評估了一下，礙於身體的包袱，現在的我已無法對科學有那種傻勁和熱忱，只能夠說我喜歡研究，但我又不喜歡有那種無能為力的感覺，更不喜歡平庸。老師，我愛 sunlab，妳能給我的環境，是我打著燈籠也找不到的，我很珍惜，希望可以為妳盡力，可以有所貢獻，而不是一直享受著妳的特別待遇，妳所給的超過我能付出的。兩年了，我決定辭職，釋出這個職位，讓有能力的人來參與 sunlab。

　　我花了好幾個月才下定這個決心，因為這是我最不想放下的一塊，我會不捨得老師和大家，總覺得離開實驗室之後，關係多

少還是會慢慢改變；也捨不得我的實驗，它就像我的小孩，我會想看著它長大成熟，甚至能參與在過程當中。老師，我不貪這份薪水，如果妳可以接受，我願意歸還這幾個月的薪資，會做這樣的決定是因為評估自己的不適任，希望妳能有個實至名歸的得力助手。

我短期沒有搬回中壢住的計畫，工作上的交接或是需要幫助的地方，我都會在台南。希望我的身體和心靈能夠快點強健起來，有朝一日可以繼續工作，說不定未來老師還是會接到我的履歷喔。

最後我要說，老師謝謝妳這麼愛我，謝謝妳一直以來用關懷跟行動支持著我，我何其幸運能和妳建立這樣的關係，Sunny, I love you, too.

Chien
2008/3/4

*　　　　*　　　　*　　　　*　　　　*

My dearest Chien,

You know I will always be there for you and I support all your decisions.

I understand the pain when your dream can't be granted. But the physical or healthy limitation is not the only reason people give up their dreams. I used to be called "dreamer" and I had lots of dreams. Many of them gradually fade away as I grow up and realize I will never be able to make them come true. But it is all right. I treasure what I have right

now and I am happy.

You are a very special girl and you have the power that you didn't know. Like you said, God has his plan. I believe that you must be his most powerful weapon, the most lovely angel, thus he sent you here to help the people around you. You inspire people in a unique way, you know. When people look at you, people see hope and joy. I just have a name Sunny, but you are indeed the sunshine to many of us. You don't really need a Ph.D. degree. The work you are doing is very special, not many people can do it and not a Ph.D. training program can give you such power. When people regain their hope through your inspiration, you are a doctor already. There are many similar Ph.Ds walking on the street everyday, but there is only one unique Chien in the entire world that can give people hope and joy through her stories. So, do what you have to do and live what you have to live.

You know I love you and I hate to change your mind. If resigning the job will make you feel better, that's fine. But do remember, you are one of us forever and I have saved a place near by my side just for you, forever.

Love,
Sunny
2008/3/5

*　　　　*　　　　*　　　　*　　　　*

我很高興千惠的抗癌日誌終於要出書了，對於那些沒機會認識她的人，今後可以藉著這本書來瞭解這個勇敢女孩的抗癌歷程。而我何其有幸在這個過程中，與她一起並肩作戰，打了一場漂亮的仗！我相信完成人間重責大任的千惠現在在天家終於可以自在快樂了。

　　在我的心裡，千惠從來不曾遠離，因為我們早早就有了約定。我已為這上帝最鍾愛的天使在心底深處預留了一片淨土。Yes，my dearest Chien, I have saved a place near by my side just for you, forever！

成功大學分子醫學研究所教授　張老苓

6

推薦序二

　　我並不認識生病前的千惠，但陪伴她面對抗癌的日子，她成了我最引以為榮的屬靈孩子！

　　生病前，我對千惠的印象是一個剛來東門聖教會聚會的年輕人。但總是來去匆匆，常常阿門頌還沒唱完，人就不見了！

　　直到她將近一個月都沒出現，後來才知道她住院開刀，而且是大腸癌末期！

　　從此，開啟了東門聖教會陪伴她對抗病魔的血淚歲月。

　　這段陪伴她進出醫院的日子，讓我見證了台灣醫學的偉大。台灣的醫療技術真的非常厲害，有很多特殊的醫療方式，叫人嘆為觀止！但我更看見的是，醫護人員想盡辦法要救她的努力。最偉大的是醫護人員對她的愛！

　　其實，不僅醫護人員特別愛她；老師、同學、朋友特別愛她；教會裡的弟兄姊妹特別愛她；連部落格裡的網友們都特別愛她！

　　更不用說，家人對她不離不棄、無微不至的愛！

　　許多病人甚至會忌妒她，為什麼千惠可以拿到這麼多的愛？

　　其實這並不是天生自然的事，而是千惠勇敢堅韌的生命見證，帶出來的回饋！

　　這四年，她不僅勇敢地對抗病魔，她更勇敢地對抗內心世界的破碎和黑暗。許多靈性的戰場是非常赤裸裸、血淋淋。甚至比手術還痛苦！

　　但痛苦過後，帶來的是生命的豐盛和茁壯。所以我常說這四年，她的靈性成長像飛的一樣！經過靈魂淬練的千惠，發出來生

命的光彩是那麼燦爛美麗！

這四年，她非常渴望把基督的生命，分享給她所愛的人。因為她渴望有更多人像她一樣能經歷上帝的愛與醫治。甚至她勇敢地把生命淬鍊的過程，公開在部落格裡分享，引起了許多網友的共鳴和回響，也安慰了許多和她一樣在身體、靈魂中受苦的人！

這也是這本書會出版的原因。

千惠的老師 Sunny 在千惠決心要放棄攻讀博士夢想時，曾對她說：「在台灣的路上，你隨便丟一個石頭都可以丟到好幾個博士。但像你這麼有影響力的人，在台灣卻是非常少有！」

希望這本書的出版，能夠祝福更多的人！

生命的淬鍊是非常沉痛的！她常說，我是看過她哭最多的人。但有時連我都痛到承擔不起。我甚至會跟她說，趕快去多找一些人求助！所以後來我和許多幫助她的朋友和家人也成了好朋友！

為了讓她好起來，我也帶著她參加不少醫治特會！透過幫助千惠，我親眼見證見屬靈爭戰的真實和天堂的榮耀！為了她能好起來，弟兄姊妹迫切禱告，輪班陪伴，陪伴千惠的經歷，其實幫助我學習建立了教會禱告和關懷的服事團隊！

所以表面上看起來，是我和東門聖教會的弟兄姊妹幫助她，但就像千惠自己也說過的：「看起來好像是我們在幫助別人，其實自己卻是最大的受惠者。」

1494 天，我親眼見證，千惠從一個很害羞的年輕基督徒，快速成長成為靈性的戰士！在我的眼中，她不是病人，她是我最好的同工！

作為一個教會的傳道，我常常有陪伴病人的經驗，但是陪伴這麼年輕的癌末病人卻是第一次！就理性和醫學來看，我不能說

我不知道，她的生命可能只有短短的幾個月。但就情感上，我真的期待看見神蹟！

當她離世回天家之後，我傷心難過了很久，我常常問上帝，難道是我們禱告不夠嗎？！後來我問了張茂松牧師，他回答我：「你們禱告當然有用！如果不是你們禱告，千惠應該活不過半年，但因著你們的禱告，她不僅活了四年多，而且是精采燦爛的四年！」我的心終於釋懷。

誰說生命的終了，不能見證上帝的榮耀？！

我們相信千惠走進的不是死亡的絕望，而是永生天國的榮耀！

直到現在，千惠的生命見證，仍然影響著我的教會！

直到現在，我們深信千惠和許多已經回天家的聖徒們，都還在為教會和台灣禱告著，他們都還是我們最棒的同工！

千惠，我們天堂在再見！

東門聖教會傳道/師母　楊啉婷

推薦序三

　　當拿到千惠的手稿「抗癌日誌」，其實我的心也「抗」拒著，不忍看到她的痛，不忍聽到她內心的苦，最後在眼淚的陪伴下，再次走入她的心靈世界。

　　三十多年來，這份血緣牽繫著我倆，我們有著亦師亦友亦姊之情。小學前教她們兄妹注音符號成了啟蒙老師，了解到她是個聰慧的孩子；小學時，徐師斌老師的一席話，讓我對她的待人處事放心：她會把紙張揉成一團再丟進垃圾桶，鬆一口氣來轉換心情，這種大智慧的表現，更是我執教二十幾年的教材。想起平常生活中，她也會和媽媽撒嬌，認為媽媽對「大女兒」的我比較好，我真的是享有這份長姊如母的愛，不過她才是媽媽的心肝寶貝。三十多年來，在分享中，我們都一起成長。

　　在這個平凡家庭，千惠爸媽為生活打拼、忙碌，為的就是給孩子有個遮風避雨的家，他們為人謙和、勤奮努力，這種毅力、執著的精神，在千惠身上也看到了。我們曾多次聊過對親情及友情的疑惑和失落，我在千惠外婆罹癌生病的十幾年中領悟了，友情在一次次的付出頓悟了。在書中千惠提到生病期間的思索、努力，以及和上帝爸爸的溝通也解惑了，我真的替她高興。全家一起出遊是她渴望的夢想，遲來的溪頭之旅，把全家的心緊緊靠在一起，更體會辭拙、羞於表達的家人，心中是滿滿的愛，這趟旅程雖帶點苦澀，但對全家而言是甜美、難忘的回憶。

　　千惠考上研究所後，我們最常聊到的話題是孫孝芳老師的嚴謹，宜玫學姐的嚴厲，也明瞭她們的這份特殊待遇，真正是「愛

10

之深、責之切」，她們是千惠最大的精神支柱啊！這段醫療期間，林博文醫生不僅用心醫治，更是醫療過程中心靈的導師，他是千惠的貴人。生病的苦楚無人替代，幫助、關心千惠的親朋好友實在太多了，感謝大家滿懷著愛與不捨陪她一程。

誠如千惠所言，她的名字承載著成「千」上萬的恩「惠」，在這場生命的拉鋸戰，她化為成千上萬的智慧來面對，我們見證了，我們以她為榮。家人更以十二萬分的感激，感謝親朋好友的愛與關懷。

小阿姨　蕭秀春

推薦序四

　　千惠是個勇敢的病患，堅強的人。

　　醫療是一個殘酷的事業，尤其是照顧癌症的科別，醫師們被訓練或是自我修鍊成對病患不放入太多的感情，只用客觀的分析看待病程的變化，以免做出錯誤的判斷或決定。另外在個人的情感上更是為了避免情緒受到病情的變化而受到影響。因此病患覺得我們總是冰冷的面孔。

　　但是千惠是個例外，她挑戰病魔的勇氣令人尊敬，她樂天及正面思考的精神令人佩服。我們不由自主地為她的病情變化嘗試許多最有利的治療方式，雖然最終還是失敗了。

　　很早以前就聽說千惠在部落格寫心情故事，可是一直沒有上去看，也是怕看了會影響自己客觀的方向(不過或許也是一種逃避吧)。這是第一次完整的看完，這時才更深刻了解病人對未來病情發展無助的心境，我們做的實在不夠好。除外，我也才能得知千惠勇敢堅強的外表及樂觀的心，其實支撐她的來源是一群無私的朋友及老師，更重要的是她信仰來源所賦予的信心。

　　因此這是一本激勵人心的好書，沒有花俏的語彙和華麗的句法，只有平鋪直敘真誠的心境與病魔纏鬥的勇氣。啟發我們對周遭需要扶持的朋友，付出關心可以帶來多大的效果。當然還有我們醫界的人士，要反省自恭，對於病人做的夠多嗎?同理心足夠了嗎?

　　千惠是勇敢的病患，堅強的人，希望千萬個面對病魔侵襲的人都能有她的力量支撐下去。

　　　　　　　成大醫院直腸肛門外科主治醫師　林博文

編者的話

　　當面對死亡時，我們還能做些什麼？

　　面對死亡真的不是件容易的事，九成以上的人不想知道自己死亡的日子。只是，天意弄人，被告知死期的，往往就是不願知道的那九成。或許知道死期能讓我們更珍惜餘下的有限光陰，然而真的知道的時候，我們卻總是無法坦然的面對⋯⋯

　　電影《The Bucket List》（中譯：一路玩到掛）中，兩位高齡的癌末病人——卡爾與卡特兩人在醫院散步，走著走著，聊到了臨床精神醫師 Elisabeth Kübler-Ross 著名的末期患者精神狀態五階段——否認、憤怒、討價還價、沮喪與接受。電影中活了大半輩子，充滿智慧的兩位長者，言談中看似幽默且堅強，但也都承認自己仍停留在否認死亡將臨的階段，況乎本書作者，年僅二人三分之一的千惠？

　　2006 年 3 月初，26 歲的千惠被告知罹患大腸癌，她將自己接受治療期間的心路歷程撰寫成網誌，一幕幕呈現在網友的眼前。

　　1494 天，伴隨著身心的苦痛、悲傷、脆弱，走過臨終前的五個階段，她始終能以勇氣、對主的信靠支撐著自己化療後疲憊的身軀，更同時發散正面的希望能量，成為許多癌症病友的安慰與鼓勵，迎來了 40 多萬人次的點閱、無數的留言。

　　2008 年年底，千惠獲頒台灣癌症基金會抗癌鬥士獎項，得獎的她曾表示：「我計畫能用獎勵金來出書，將我在罹癌後所寫在部落格上的文章集結成冊，希望能夠鼓勵同樣在苦難中的人，也希望能激勵周遭的朋友更加珍惜生命。我無法一一的向人述說我的

13

經歷，書可以是一個很好的媒介，將我領受的祝福傳遞給需要幫助的人。」

　　為此，我們重新編排了千惠所寫的文章，輯成 4 章 101 篇，並以網誌的方式原味呈現。希望這本書，在傳達其親友們對千惠的想念外，同時也能給予許多走在生命困途的朋友鼓勵，讓他們也能接受千惠散發的正面能量，堅強地走過生命旅程中艱苦的每一個段落。

《詩 90：12、15》曰：
求你指教我們怎樣數算自己的日子、好叫我們得著智慧的心。
求你照著你使我們受苦的日子、和我們遭難的年歲、叫我們喜樂。

---

1. 本書英文版本有二種，於 1969 與 1997 由兩家不同的出版社出版，分別是 Elisabeth Kübler-Ross, On Death and Dying, (New York: Macmillan, 1969)，以及 Elisabeth Kübler-Ross, On Death and Dying, (New York: Scribner, 1997)，兩者內容基本相同。中文版譯書也有兩種，分別是魯蓀著，謝文斌譯，《生死邊緣》，台北：牧童出版社，1977；以及庫柏爾羅斯著，王伍惠亞譯，《最後一程》，香港：基督教文藝出版社，1974。兩者譯名並不相同。除以上兩本譯本外，關於書名的譯法還有王浩威譯的「死亡及瀕死」(〈臨終關懷淡薄，生命尊嚴佚失─死亡學研究書籍在台灣〉，台北：中國時報開卷版書評，1993.8.13)，以及傅偉勳譯的「論死亡與臨終」(《死亡的尊嚴與生命的尊嚴》，台北：正中書局，1993)。

14

第一年——大衝擊の章

第五次流淚，是在上了藥理所的一門課後。課中講的是大腸癌及抗癌藥，發現自己其實是大腸癌第四期，也就是末期。一堆一堆的醫學知識，統計數字，人的評論……進入我心中，恐懼的感覺也慢慢浮現，因此，獨自在自己的房間掉淚。

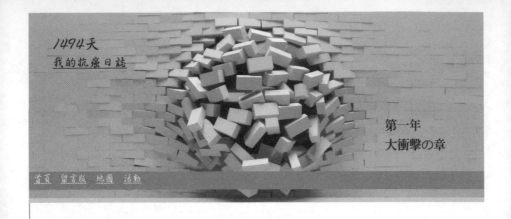

2006.03.20　　人氣│回應│推薦│收藏　　上一篇│下一篇

人生大轉折

　　真的不敢相信！

　　二十天前的我和現在生活上的衝擊竟是如此的大，本來今天（3月20日）我應該是在台北準備要考托福，為我的明年出國計畫努力。也是我受洗一週年的日子。而現在我卻是個剛出院的病人必須待在家中休養……

　　藉著這段修養期，讓我來回憶一下這二十多天來的過程吧。

　　2月24日晚上參加喜樂小組的聚餐（野宴燒烤）。

　　2月25日一早起來就覺得胃腸不是很舒服，中午跟學姐學長吃完溫室，下午去學校還在桌上趴了一個多小時，才有點力氣起來做實驗，做完實驗後，傍晚依約去逛台南燈會，逛台南燈會時其實已經越來越痛了，當時左下腹痛的非常厲害，噁心感也很嚴重，晚上還把中午的食物都吐了出來。硬撐著身體逛完燈會後騎車回家，到家已經十一點多了，躺在床上疼痛感依舊，到了十二點我想要起身刷牙洗臉準備睡覺，不料，我竟無法站立。當時，我想到之前有過兩、三次腸胃疼痛整夜，隔日，學姐們都會關心我。下次一定要求救他人去掛急診，不要再硬撐。

　　在此時我真的想要求救，不過，連打電話都沒力氣。

　　2月26日半夜一點多儷齡來電，我跟她說：「我不小心睡著了，

22

剛剛好奇怪，突然痛到沒辦法去刷牙。」

　　她叮嚀我隔日一定要去看醫生，電話結束後，我感覺好多了，準備一下就去睡覺了，到了三點多，劇痛又開始了，大半夜的我開始期待天亮，等到七點打電話到盈帆學姐家求救，不過，因為他們換了新電話，鈴聲變了，所以第一通並沒有被接通。一個多小時後，我再打第二通，學姐得知後就帶我去成大掛急診，不過，我的疼痛感已經在慢慢減輕，隨著在成大急診近四小時的等候，我已經不痛了。因為有嘔吐及食慾不振的情況，還有Ｘ光的結果，我被診斷成腸阻塞，就回家休息了。其實，這次的疼痛，我有著不祥的預感，左下腹———一個以前不會痛的地方，心想真不希望是長什麼東西才好，所以，得到腸阻塞這個診斷結果，我有鬆了口氣的感覺，至少還是我本來就有的胃腸問題。

　　2月27日星期一下午，回張定宗醫師的診，張醫師只問我疼痛的方式是不是絞痛，我想了想，回答：「不是，是壓痛，漸進式痛。」他就說：「依妳的年紀與疼痛的方式，百分之九十不是腸阻塞，建議你轉診婦產科或做大腸鏡檢查，妳覺得呢？」我馬上回答我不想做大腸鏡，不過張醫師還是建議我做完大便潛血反應後再決定需不需要做大腸鏡，並建議我去掛婦產科。此時，我內心感到很焦慮，因為診斷又從腸胃轉向不確定的疾病了⋯⋯。冷靜過後，我還是掛了婦產科（林穎慧醫師）星期三下午的診。

　　2月28日國定假日，來學校交了糞便給醫院 for 潛血反應，整理實驗記錄本，傍晚還很快樂的和宜玟學姐、汶淇、小毛、yoyo去逛了百貨公司。之後，和學姐共進晚餐，去了三原色一趟，就趕回實驗室做了 transfection。這是個蠻愜意的一天^^

　　3月1日早上九點去實驗室做實驗，因為今天開始要收時間點的 RNA。不料，十一點多左下腹又開始痛，忍痛查了些六月西雅圖

23

會議的資料，到一點還去收了第三個時間點，之後，我就痛得受不了了。

　　一點多宜玫學姐就先陪我去看婦產科，候診五分鐘，學姐就去敲林醫師的診間的門，希望林醫師可以先幫我看診，林醫師也同意了。簡單詢問後，並查詢我的糞便潛血反應是正常，於是，我躺到了床上準備做超音波，在觸診時林醫師就小嘆氣了一下，超音波一照，她就宣布，這裡有腫瘤，至少十公分了，妳可能要馬上開刀。我嚇壞了，還是故做鎮定。他說他幫我轉到隔壁診的腫瘤科醫師——周醫師，就出去詢問周醫師了。出了診間，我看見宜玫學姐，她問我怎麼了，我抱著她有一分鐘說不出話來，眼淚一直掉，最後才慢慢說出有腫瘤這件事。我真的嚇壞了！

　　等候的時候打電話回實驗室請學妹拿我和學姐的手機下來，並打給孫老師，我還是止不住淚水的跟老師說：

　　「老師，結果不好，有腫瘤……（一直持續的哭）。」老師也嚇壞了，不管正在和學長討論東西，直接火速衝下來找我。

　　止住淚水後，我被緊急抽血檢查檢驗是否已經有發炎反應。三十分鐘等候期間，打了電話給博亮哥，學姐幫我打給林媽媽……其他的我不知道這時候還可以找誰？

　　三十分鐘後，檢驗報告驗出已經發炎了，且我還在持續疼痛中，我被宣告必須緊急住院，不要亂動，如果腫瘤纏繞小腸導致小腸壞死就不好了。緊急的話，今晚就開刀，不然，他們會安排明天下午的刀，明天他們已經是滿刀了，所以，我必須等候開刀，時間不一定。通知了家人，住進了病房，今夜的我一點都睡不著。

　　3月2日忐忑了半天，帶著媽媽及老師的關心；牧師，宜玫學姐，何連漪老師的代禱；小花學長的鼓勵；惟君、小碧的冷笑話，我進了開刀房。在開刀房一二十分鐘的等候，除了腦筋一片空白

之外，只有禱告，求神保護我。

在醫生說最多兩個多小時的手術，我卻三點半進去，十一點多才從恢復室出來。難忘恢復室剛醒來那一秒，因為感覺到鼻胃管的不適，想要嘔吐卻引起更大的疼痛，那種痛讓我體會到為什麼會有人久病輕生，真的是太太太太太痛了。我不斷地在手術台上半舉起我的手，希望有人看見，趕快幫我把不適的鼻胃管拔掉，但是，沒有人理我，而鼻胃管當然也是不能拔的。孫老師第一個進來看我，我第一句就是問她幾點了，她說十一點多，我心涼了一半。（因為醫生說過，如果細胞一看就知道是良性的，手術一個多小時就可以結束了，若是不好的，可能要再多採集其他周邊器官的細胞去培養，這樣可能要兩個多小時。啊……我到底是怎麼了，手術這麼的久？）

推回病房後，我被移到病床上，那種疼痛感像是從高處把妳摔下哪種痛，因為疼痛，我接下來的幾天大部分都是閉著眼睛的。在病床上，我看到了弟弟，媽媽，老師，學姐，大阿姨……弟弟的臉，好不熟悉，他好像嚇壞了的表情，不說一句話。孫老師也擔心的在旁邊待到兩點多才離開，因為疼痛的無法入眠，打了抗組織胺後，小睡了一個小時。

3月3日沒有太多記憶，因為就是持續的狂痛著。換藥後，發現，我的傷口應該不只醫師手術前說的約略十來公分。

後來，才知道在打開我的肚子後，發現我的結腸有一段有問題，所以，轉給直腸外科動了切除手術，才會有24針的大傷口及超長的手術時間。宜玫學姐提醒我說，不管任何時候都還是要讚美神。

我正在學習中……

3月4日拔了鼻胃管^^

週末兩天大約有四五十人來訪吧，感謝大家。

3月5日強迫被拔尿管，因為醫生希望我下床。所以，我在我還不想上廁所時，就開始準備下床，花了超過三十分鐘，做每個之前輕而易舉的動作，下了病床，坐在尿盆上，第一次體驗到，我忘了該如何小便了。

3月6日還是痛，且多了噁心，想吐的感覺。而只要會動到腹部，就是只有痛字！

3月7日因為整夜的噁心及嘔吐，讓我精疲力盡。半夜十二點，凌晨六點都打給牧師求救禱告，六點多還打給孫老師，希望她給我加加油，因為此時我第一次感覺到我好累喔，快撐不下去了。一早蔡老師來了，林醫師也來了，我的鼻胃管就再被插回去了。因為強烈異物感，一天都不太能講話，否則會想吐。

今夜，小 yo 念《荒漠甘泉》伴我入眠，讓我第一次睡連續三小時，心情與體力都漸漸的恢復。

3月8日因為一按止痛藥（嗎啡）就會想吐，所以，我開始都不按了。腸胃蠕動漸漸好轉，今夜我甚至夢到食物，只是是不美味的食物，所以，現實中我吐了（還好，全被鼻胃管吸收了）。

3月9日止痛藥一週期限到，被收回去了

鼻胃管也拔了，輕鬆多了。會感覺到餓了，半夜還會求護士多跟醫生說說好話，讓我吃吃東西吧。

3月10日拔一號引流管，好噁心啊，從身體拉出一根管子，除了噁心還是噁心。

3月11—12日因為上週我的情況看起來太糟，很多好朋友又下來看了我一次。謝謝你們～

珮宜、雅婷、娟、育苑、儷齡、彩邑、阿緩、神豬、思梅、婉甄、信忠、淑怡、惟君、小碧、亞娜、仲翔、靖恆、凱筠、宛

瑩、小花學長、家燕學姐、瓊文學姐，還有我們實驗室寶貝夥伴們，和吳老師家的學長姐和學妹們，以及，所有的叔叔伯伯，舅舅阿姨們，謝謝大家一直給我關懷。

星期六，禁食共十天的我終於開始喝些清流質的食物了。

3月13日拆線嚕，隔針拆，拆了一半。醫生通知需要做腹部斷層掃瞄（CT）及正子斷層掃瞄（ＰＥＴ）。

由清流質改為全流質飲食兩天，就是吃些用果汁機打成像糨糊般的食物。

3月14日半夜過敏，一早就被打組織胺，昏昏欲睡一天，還被叫醒喝了五百cc的顯影劑後，就去做腹部CT了。

3月15日半夜又過敏，再一針組織胺，持續昏一天。等醫生等到晚上，醫生說「明天來做個小手術，裝個人工血管，明天下午，on－call」。把我小嚇了一跳，跑去問護士是不是和醫生說我的血管不好找，所以，要裝人工血管？！弄得護士哭笑不得。

3月16日拔二號引流管，有了上次的經驗，只有更害怕，從護士開始準備，我就開始叫了，在她犀利的快速拔掉管子後，我大叫了一聲，因為我感覺內臟都被拉扯了一下，好噁心啊。護士小姐隨即進來調侃說聽到廣播說9C有產婦在生產，呵呵，被笑了。下午三點半，睡夢中被挖醒推上了手術台，這次是清醒著在右肩下開刀植入人工血管，其實，蠻害怕的，左腳不斷的動，一開始其實是在默想詩歌，打著拍子「上帝用笑臉幫助我們」，等到開始打麻醉針有點痛時，我的左腳動的更厲害了，旁邊的小醫生還緊張的說，她怎麼了腳一直動？林博文醫師倒是很鎮靜的說，他一開始就一直在動了：P

我就不好意思的回說：「我是緊張啦。」因為我的血管太細，裝了蠻久的，共兩個半小時後，我被推出了手術房，結束了這特

27

別的醒著的，非常有臨場感的手術。

3 月 17 日今天拆完最後一針線。因為身上所有的管子，點滴都拔光了，今天的心情非常的好，還在房間唱。

下午四點多實驗室的同仁還浩浩蕩蕩的陪我去東寧路木棉花道拍照。

醫師傍晚來訪說，明天早上就可以出院了，正子掃瞄大約還要兩週等候時間。我跟他說：「明天我有訪客，可能要到下午ㄟ。」醫師就說：「那，星期日早上再辦出院」，說完他就走了。

孫老師說晚上要來找我，我心想說會是要跟我說實驗的事嗎？是不是要跟我說我的實驗可能要先交給其他人支援一下？！

晚上，宜玫學姐握著我的手說，聽說報告出來了，好像不太好，希望我有點心理準備，挖，小嚇一跳。

晚一點，東門聖教會的牧師和師母來為我禱告祝福。不過，今夜還是有點不是很好睡。

3 月 18 日 孫老師昨天沒有來找我，今天一早八點就來了，握著我的手，先是跟我說雅琪學姐申請學校成功，笑說她是第一個知道的，我也開心的說我是第二個知道的。沉默了一下，我問老師說妳有要跟我說什麼嗎？（心想大概是實驗的事）結果，老師說：「妳有聽說妳的報告出來了嗎？」我說：「有大概猜一下」（我想頂多是不好的細胞，我這麼早發現ㄟ，若需要做化學治療應該也是為了預防才做的吧？）

老師又說：「報告需要等這麼久，是因為他們要檢驗卵巢跟大腸的細胞是不是一樣的，結果，證實來源是同樣的細胞。」我心中一震，回說：「哇，meta 了……」

十點多，醫生又來訪，問我還好嗎？我說：「嗯，還好。」他說：「妳遲疑了。」我見他吞吞吐吐，我就直接問他：「醫生，你

是不是要跟我說檢查報告？」醫生就慢慢地回答：「檢查報告是結腸癌，轉移到淋巴與卵巢……可以先辦出院，一週後再來門診……之後可能需要化療……這一週妳要多吃一點，保持心情愉快和維持體力，看可不可以吃胖一公斤……還有什麼問題……」

還是吃驚不已……後來得知，林醫師昨天就想跟我說了，只是見我心情很好，於心不忍。

近中午，美喜姐與宜玫學姐的爸爸媽媽特地從台北下來看我，透過美喜姐的見證，的確有讓我好些，不過，心中我還是不敢相信，我真的要走上這一條艱難的路。隔壁房的一位病友楊清芬，六十三年次，兩個孩子的媽，在我術後一週做了全部大腸切除手術，我去拜訪過她，見她都沒有笑容，所以，我也把美喜姐介紹給她認識，我發現真的可以藉由幫助別人，自己得到更多的快樂。

3月19日一早一起來，吃完早餐，換完藥，就開始辦出院了。出院後，又是一嚇，我現在已經有重大傷病卡了，醫藥費可以有好多折扣。說實在，現在我真不想要這張卡，也不想要有很多的錢或什麼的，我最想要的是我的健康！！！我現在什麼都沒有了，只有周遭對我的關心還有不變的上帝。神啊，可不可以不要走這麼苦的路？！

3月20日 回家第一天，還是沒睡好。

現在該去午睡了，下回再分享吧。

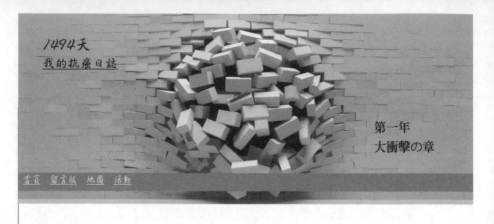

2006.03.21　　　人氣｜回應｜推薦｜收藏　　　　上一篇｜下一篇

大信心

　　前幾天儷齡問我是否記得去年六月參加海格牧師的特會，海格牧師（有預言的恩賜）為我們做預言禱告的內容，其實，我早忘記了，昨天晚上翻了翻之前的筆記，預言的內容如下：

　　凡事謝恩

　　讚美我的人

　　是榮耀我的名

　　現在我告訴妳

　　萬事互相效力

　　叫愛神的人得益處

　　因此給妳所有的答案

　　是你如果愛我

　　所有的好事會自然的效應

　　這是主所說的

　　「萬事互相效力，叫愛神的人得益處」這句經文我在住院前一天，睡前看了約五分鐘的電視也有看到。那天睡前，我難得的轉台至好消息頻道（Good TV）而不是娛樂性頻道，那天的節目是真情部落格，是介紹一個女主播？還是誰？我記得不是很清楚，我記得的是她曾得了癌症，但是，她不憂慮，因為她知道萬事將

互相效力，叫愛神的人得益處。

所以，爲什麼她要害怕呢？並且提到詩篇三十篇，上帝應許會醫治我們。

那一晚，我翻開了《聖經》，不過當我翻到詩篇第二十八篇，因爲太想睡了，就索性攤開《聖經》，就先睡了，打算明天早上再起來看（當然，這通常並不會做到）。這詩篇三十篇，我卻是在隔天，也就是住院當天晚上，請汝淇念給我聽。

開刀後一兩天，我記得宜玫學姐也跟我提過這節經文。

現在，翻開去年海格牧師的預言禱告，還是這節經文……

我承認，我的信心不足，我沒有堅固的信心去相信發生這麼大的事，最後上帝是會讓我得到好處的。

翻開了今天（3月21日）的《荒漠甘泉》，講的也是關於信心。

「照著你們的信給你們成全了罷。」（《馬太福音》九章二十九節。）

「禱告透切」的意思就是禱告到完全的信心裡去；禱告到還在禱告的時候就已經有了一種把握：覺得我們的禱告已蒙垂聽，已蒙悅納了；禱告到事情還沒有實現之先，已經得著了所求的。

讓我們記得，世上任何環境都不能攔阻神的話應驗，所以讓我們堅信他的話沒有改變的可能，雖然世界一直在改變。神要我們單信他的話，不用別的證實或憑據，然後他要照著我們的信給我們成全。

事情終會實現，他有應許在先；他說：「不撇下你」（希伯來書十三章第五節）

神永遠信守承諾。（《哥林多后書》一章第廿節）

古代信徒的禱告，像放在銀行櫃台上的支票一樣，立刻可以

兌取現金。——安德生（Sir R. Anderson）

「神說……事就這樣成了。」（《創世紀》一章九節）

　　親愛的父神，祢不會允許超過我所能負荷的事情在我身上，現在我面臨到這麼大的艱難，請預備我所需要的信心與智慧。在《聖經》裡，路加福音 17：6 記著：「**主說：『你們若有信心像一粒芥菜種、就是對這棵桑樹說：你要拔起根來、栽在海裡、他也必聽從你們。』**」

　　主啊，我的信心雖小，我還是盼望著會有著無比的力量。

　　卸下你的憂慮，因為上帝愛妳，祂顧念妳。

只要信，不要怕！

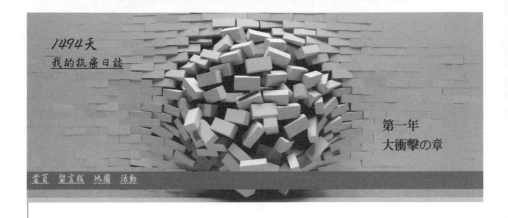

2006.03.27　　　人氣｜回應｜推薦｜收藏　　　上一篇｜下一篇

現在的心情

　　大家都很好奇和關心發生這樣的事，我的心境如何？我的心情如何？希望別人如何看待我？但是，真的敢問我的人並不多。

　　其實，我希望大家待我就像以前一樣，像以前一樣說說笑笑，像以前一樣話家常，像以前一樣關心彼此，像以前一樣在我偶有難過時給我些鼓勵與安慰。我不希望你們面有愁容；我不希望你們哭哭啼啼；我不希望你們的情緒因著來看我而改變，如果妳來看我前是快樂的，請帶些快樂給我；如果妳來看我前是憂愁的，我也可以幫妳承擔些，一切一切就跟以前一樣，好不好？！

　　昨天在 MSN 上遇見了一位大學同學，她之前就聽說我生病，一直為我擔心卻不敢問我。昨天她終於問我最近好嗎？也問了些近況，我很平穩的跟她簡單說了一下目前的狀況，到了最後，她告訴我她是邊哭邊打字的。

　　唉啊，我最不希望看到這樣的情形了！

　　不要再這樣了，OK？

　　我會心疼的……

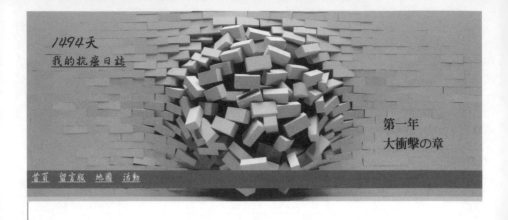

2006.04.06　　　人氣｜回應｜推薦｜收藏　　　　　上一篇｜下一篇

第一次化療

　　依病情需要，主治醫師為我安排了十二次化療，兩週要做一次，以靜脈注射的方式進行。注射藥物依序是 Oxaliplatin 2hr, Leucovorin 2hr, and 5-FU 46 hr。

　　時間過得好快，第一次化療結束了。感謝神，我只有第三天開始有點食慾不振和噁心感，其他都很好。

　　今天，噁心感消失了，食慾也恢復得差不多。我得趁這一週趕快多吃，補一下，因為抗癌藥會讓白血球下降，再加上我現在有輕微貧血。下週一（4月10日）回去門診，先檢查血液生化值，若一切正常或達許可範圍。

　　第二波的化療門診後幾天就要開始了，真的很像在打仗一樣，需要不斷的儲備彈藥跟糧食（營養睡眠要充足），正義的一方需要與邪惡的惡勢力對抗。

　　這是一場耐力賽，就看誰能撐到最後了⋯⋯

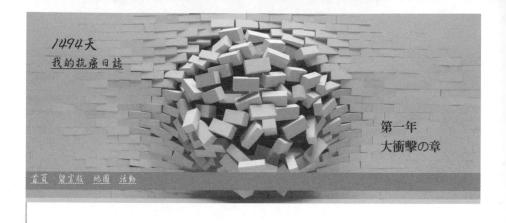

2006.04.22　　　人氣│回應│推薦│收藏　　　　　上一篇│下一篇

不要再「煩」了

　　誰說生病了，煩惱一定比較多？！

　　其實，在獲知自己生病的這將近兩個月，我並沒有太多的煩惱，因為煩惱和憂慮並不能解決事情啊，反而存在我心中的是很多很多的感謝。

　　我是在不知詳情的情形下，就住進了醫院並馬上動手術，這讓我沒有太多的時間去煩惱我怎麼生病了，也沒有等候醫師診斷的害怕與焦急。

　　等到要準備出院了，雖然很驚訝病情超乎我的預期，不過，手術也做完了，也沒什麼好害怕的。

　　對我來說，如果事先告訴我會動這麼大的刀，在給我絕對充足的時間考慮和等候手術，我想，這應該會很煎熬吧。在知道病情的當時，雖然覺得自己病的莫名其妙與措手不及，慶幸的是這的確減輕了我很多可能的心理壓力。

　　反觀回想自己生病之前，我很容易緊張，也很會憂慮和煩惱。而這些負面情緒只會讓自己的表現大打折扣，也會浪費許多的時間。一旦表現不好，也只會換得更多的憂慮和更多的煩惱罷了。

　　現在想想，這些應該是導致我生病的很大原因吧。打從我有記憶以來，我在國中時期開始就會給自己很大的壓力了。

最近開始回去做些實驗，有些煩惱又漸漸浮上心頭。煩惱實驗會做不好；煩惱自己沒辦法有獨自從頭到尾收一次實驗；煩惱來不來得及趕在六月分貼 poster；煩惱自己體力變差，無法整天待實驗室，感覺好像很混的樣子；煩惱自己在實驗室的參與變少，漸漸疏離了；煩惱自己沒貢獻；煩惱自己會漸漸沒競爭力；煩惱自己還可不可以走研究這途……

　　超級多的煩惱，不過，這些煩惱與壓力還不到之前念研究所時的 10%。因此，我在想，我為什麼要這樣苦待自己勒？沒有人逼我，沒有人給我壓力，我就已經感受到壓力；從小爸媽也不會逼我或要求我什麼，但，我只要達不到心中的標準，我就會自責與煩心。

　　哎啊啊，這樣就算我康復了，還是很可能再度生病的，要怎麼改掉這個惡習呢？

　　生病時，我知道煩惱和憂慮並不能解決事情；但在面對生活時，我還是常常不自覺的有憂慮。雖然不容易一下子就改變，但，我一定要改啊！

　　要記得，**上帝賜給我們一切美善的事，並不包括憂慮！**

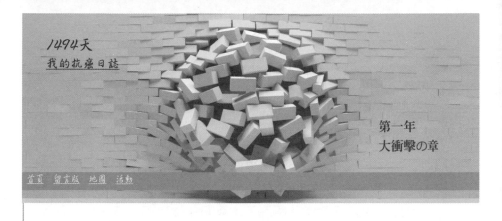

1494天
我的抗癌日誌

第一年
大衝撃の章

首頁 留言版 地圖 活動

2006.05.03 　　　人氣│回應│推薦│收藏 　　　　上一篇│下一篇

第三次化療

　　第三次的化療也很順利的完成了，正如鄭牧師所說，很快的，大餅也完成四分之一個圓了。^^

　　這次也是很順利的住到了9C病房，依舊在原本告知無單人病房，需要等一個雙人病房的病人辦完出院後住進。但在我辦理住院時，9C的病房又空出來了，我很開心的想要跟老師及學姐他們說，結果，老師說：「啊，其實我已經不會對這種事情感到任何surprise了。」呵呵，至於我，我還是很開心的感謝這一切

　　人家常說「七分靠努力，三分天注定」不也是承認有幾分是得靠所謂的無法掌握的「運氣」？從前，我不覺得我是個幸運的人，所以，我要求自己做個努力的人。現在，認識神之後，我常覺得自己運氣很好，因為上帝是用笑臉在幫助我們。^^

　　這次住院，我媽媽發揮了她的超強串門子的實力。我住在68號病房，星期五晚上我要找她時，居然聞聲找到了63號病房，媽媽跟著巡房的護士小姐進去了這間病房。（呵呵，其實這是不行的，不行隨便進別人的病房，還好，對方不介意交流一下）

　　裡頭住了一位六十多歲的退休老伯伯，他也是在最近開了大腸手術，很巧的，也正好是在做第三次的化療，和我用的藥物完全相同，他有著嚴重的噁心嘔吐與食慾不振，護士小姐說這位伯

伯手術後一直在瘦，因此，他們詢問了我媽媽，都給我吃些什麼，可以讓這些症狀降到最低，我聽完笑笑的問我媽媽：「你有沒有跟他們說我信耶穌！」因為吃的東西固然重要，心情的調適是不能輕忽的，「喜樂的心乃是良藥」這是上帝給的最好的藥，以前聽人家在傳福音的時候說過一個例子：我們知道這個福音可以讓你得到永恆的生命，所以，基督徒要一生一世傳頌耶和華的救恩與作為，讓大家都可以聽到並領受神的恩典，對於一般人，現在活得好好的，有時候並不容易接受這個訊息。這就好比告訴一個癌症病人，吃這個藥會好，大家都會爭相去買這個藥，不論多少錢；然而，上帝的恩典是白白賜給我們的，只要我們相信祂，我們就會有永恆的生命，不用花一毛錢。

　　傳福音，就像是告訴了癌症病人一種萬靈的藥一樣，可以讓你得生命，而且讓你得的更豐盛。不知道為什麼，最近常想到這個例子，大概是現在我的角色變成了一為「癌症病人」（其實，我不喜歡這樣稱呼自己，因為我常覺得自己沒病或只是生了小病）。如果，現在有人要我介紹他可以幫助我的有效藥，我第一個會說「上帝」，再來才會說其他的部分，因為我很清楚的知道，我的幫助是從哪裡來的！

　　還有一個小故事也很感人。美喜阿姨是一個醫生宣判只能活三個月的癌末病人，迄今，已經過了將近三十年，她的爸爸是個虔誠的基督徒，是一個傳道人，也是一位醫師，他沒留什麼給他的孩子，只是每個人發了本支票，孩子們要什麼，就寫在支票上，然而，這本支票其實是一本《聖經》。是的，我們要什麼，要向天上的父求吧。

　　第三次化療期間還發生很多事。星期天美喜阿姨應邀到台南新興教會作見證，她得知我還在醫院化療，星期六一下飛機就來

38

到了成大來看我，並且邀請我星期日早上一起去新興教會，希望我也可以作個小見證。星期日早上，我的化療剛好結束，我順利的跟醫院請了假，去了新興教會。有機會再寫我作了什麼見證吧。

　　第三次化療，我的副作用是——臉上跟頭皮長痘痘，嘴唇會有點麻，口腔有兩三個地方快破了。食慾這次沒有很大的影響，還算吃得下。希望之後的化療，都能這麼順利。

　　Ps.我現在回到中壢了，這個星期日晚上哥哥要結婚宴客了，隔天我就會再搭車南下複診，順利的話下星期四又要住院嚕，日子真的過得很快，希望不久，可以趕快寫完十二次化療的心得。^^

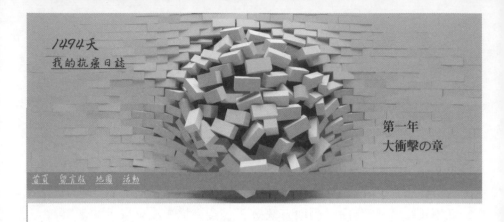

2006.05.05　　人氣│回應│推薦│收藏　　　　　上一篇│下一篇

我的眼淚

　　流淚是個可以抒發情緒的方式。本來還想說最近發生了這麼多事，我只流過三次眼淚，其餘的時候，其實心情都還不錯，根本不會想哭，也流不出淚來，不過，最近又增加了兩次。我坦白的說出來，只是要說明，我不是個一直都這麼堅強、樂觀的人，我也有脆弱跟軟弱的一面，不過，往往在這個時候，也是上帝動工的時刻。

　　第一次流淚，是在手術後的第一個週日。宋媽媽帶著幾個阿姨來看我，那時候我還承受著很大的身體上的疼痛，我並沒因此掉淚。那天，宋媽媽在我耳邊說：「**上帝愛你，你所承受的一切上帝都知道，你不用自己去承擔這一切。**」我立刻掉下了眼淚來。是的，當時很多關心我，照顧我的人在我周圍，他們也無法得知肚子被剖開是有多麼的痛，不過，這一切耶穌都知道，因為祂曾為我們受鞭傷，為我們雙手雙腳被釘在十字架上，我現在的疼痛，只有祂知道，只有祂瞭解，而祂愛我們，願意接收我們一切的重擔。在當下的痛，我不知道可不可以與祂相比，或是只有祂承受的幾分之幾？！但也因著痛，我更瞭解到耶穌的偉大。

　　第二次流淚，是在出院前一天，我知道病情的那一天。我並不是一聽到病情就掉下眼淚來，心中雖然波濤洶湧，我還是強迫

40

自己要冷靜下來。後來，美喜姐和宜玫的爸媽來看我，透過禱告，我掉下了眼淚，適時的釋放了我的情緒。

　　第三次流淚，是在出院當天，我去了教會做禮拜，聽見了一首歌，是一首讚美之泉的歌，因為歌詞真的是寫到我的心坎裡了，很感動的邊哭邊唱，歌詞如下：

《天堂在我心》
誰說，沉睡已久的花蕾不能綻放一季繽紛？
誰說，寒冬之後的大地不能展現一片青翠？
誰說，曾經受傷的翅膀不能再度的飛？
我要抬起頭，張開雙臂擁抱神所賜的世界
I want to be free 自由的飛
在愛中無懼怕，在愛中無傷悲
I want to be free 不再流淚
Because I believe that heaven is here
我有天堂在我的心

　　如果可以，我真的好想好想自由的飛，健健康康的活著，去追逐我的夢想。

　　如果可以，我有好多事情想做，好多事情想要完成。

　　如果可以，我想要……

　　在多唱幾遍之後，我得到的答案是「以上你想要做的一切事，誰說你不行去做？！！！」

　　我要做的是只要勇敢的抬起頭來，擁抱這神所賜的世界，這樣就夠了！

　　在唱這首歌個過程中，我得到了很大的安慰與信心。^^

41

第四次流淚，是在跟宜玫姊姊談話。因著一些誤會及我很訝異我還記得一些過去不愉快的事，難過地不由自主眼淚就掉下來。這給了我一個啟示，我以後如果跟人有誤會，一定要馬上溝通解決，因為這實在太傷心與傷身了，也點醒了我內心還有很多苦毒，必須把它們清除掉。

　　第五次流淚，是在上了藥理所的一門課，在講大腸癌及抗癌藥，發現自己其實是大腸癌第四期，也就是末期。一堆一堆的醫學知識，統計數字，人的評論……進入我心中，恐懼的感覺也慢慢浮現，因此，獨自在自己的房間掉淚。

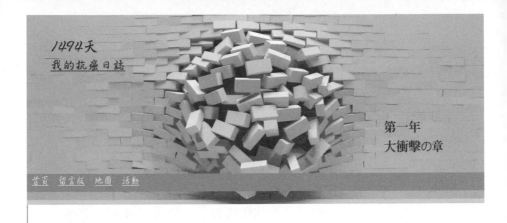

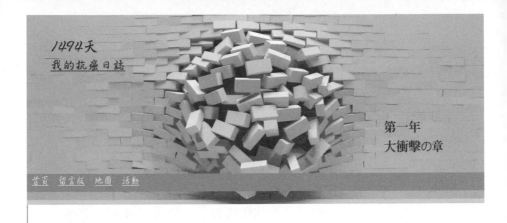

2006.05.05　　人氣｜回應｜推薦｜收藏　　　　上一篇｜下一篇

見證（受洗當日）

　　感謝上帝！算一算我來到開山聖教會也一年多了，能認識上帝是我覺得這一生最美好的事，雖然有時候我還是會很軟弱，信心薄弱。回想從前，我常常覺得我在大海中載浮載沉，靠著風來決定我飄浮的方向，那種無力感與沒安全感令我感到害怕。於是我將自己的價值建立在自己的表現上以及人際關係上，所以，一旦我表現失常，或是人際關係上出了問題，我就會非常失落。

　　當我還不認識上帝，我已會尋找我的心靈寄託，我曾經加入過大學的佛教社團，也會去求神問卜、研究算命，也曾經好奇去參加過法輪大法……，不過這些信仰總是不能叫我心中有真正的平安，甚至令我害怕。耶穌曾經說過：「心靈貧乏的人有福了，因為天國是他們的。」何謂心靈貧乏呢？最簡單的例子，就是餓了好幾天，很希望能有食物的那種渴望。如果我們尋找上帝，就如飢腸轆轆的人尋找食物般，上帝也很慈愛的應許「你們祈求就必得著；尋找就必尋見」，很開心，我們的上帝是信實的，繞了一大圈，我還是找到了回家的路。

　　幾個月前我驚然發現，我就讀三年的幼稚園竟然就是「中壢聖教會」的附屬幼稚園——天使幼稚園，我一直以為我念的是天主教幼稚園，不過很奇怪的是，我的印象中怎麼覺得我一直在聽

43

耶穌的故事！？黃牧師說：「很簡單，你記得你們吃飯禱告嗎？教會幼稚園一定會帶你們禱告。」仔細想想，好像吃飯的時候是會耽擱一下，我不記得是不是在禱告了。**原來，早在我還這麼小的時候，上帝就揀選了我，甚至後來派了這麼多天使在我周圍，並且，用為我量身訂做的方式，軟化我的心，帶我回家。感謝神。**

我不再感到那種漂浮在大海中無力的感覺了，這次有上帝用慈愛的手抓著我，讓我不再需要緊抓著大海中的浮木，轉而倚靠上帝，上帝啊，祢可不可以答應我，當我有時軟弱鬆開手，求求祢永遠永遠不要放開我的手。阿門。

Chien

2005.03.20 受洗日

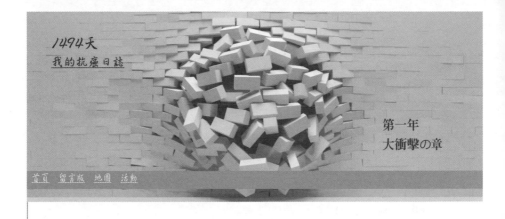

2006.05.14　　　人氣｜回應｜推薦｜收藏　　　　　上一篇｜下一篇

第四次化療

　　第四次化療，和往常一樣順利。

　　剛剛十點多拔完針，哈哈，已經完成三分之一了。

　　這次化療，食慾只有今天差一點，其他都還好。痘痘有少長一點喔，呵呵，不知道跟禱告有沒有關係。上回林媽媽說大家都在為我的噁心嘔吐等代禱，沒想到我的副作用是長痘痘，沒有禱告到這個項目。這次真的明顯痘痘變少，頭上痘痘也減少，就不會這麼癢了，真是感謝。

　　這次化療，也是只有今天累一點，一直想睡覺，還被護士小姐笑我超會睡，早上睡到十一點，起來吃個早餐，下午三點多又睡了，一直睡到快七點，現在，又有點睏了，寫完文章我就要準備睡覺嚕。

　　相較於昨天，我八點多就起來了，到了晚上十二點才睡，白天精神都很好，傍晚還在 9C 快走運動，推著我的點滴，走了半個小時，一共走了二十五圈，左腳破皮，右腳快起水泡了，又再次被護士小姐笑，因為她說我現在白血球會比較低，她必須把這些一點一滴的紀錄在病歷中，她還要交接呢！跟交班護士說：「83 號房，沒事！只有很白目的穿脫鞋走路走到腳破皮！」真糗！

　　今天是母親節，晚上送了媽媽一張母親節卡片，她還拿出去

跟護士小姐分享，後來，牧師他們來看我，我媽媽也依舊和他們分享，呵呵，雖然，我覺得我做的那張卡片沒有很漂亮，也不精巧，不過，我媽媽收到我傳達的心意了，那就夠了，她是滿開心的^^那麼我也很開心。

　　願天下母親，母親節快樂！

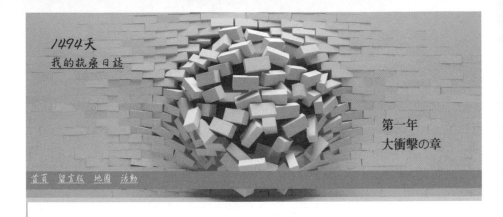

1494天
我的抗癌日誌

第一年
大衝擊の章

首頁　留言版　地圖　活動

2006.06.20　　　人氣｜回應｜推薦｜收藏　　　　　上一篇｜下一篇

第六次化療

　　第六次化療，早已結束幾天了。一直遲遲沒上來寫文章，趕在上飛機之前，一定要把這篇文章寫完。因為，我答應過自己，我要記錄完十二次的化療，好在往後細數我的恩典有多麼的豐盛。

　　這次化療，出現的副作用是——長痘痘，一點點食慾不好，一點點累，跟一點點心情煩躁。很開心，這次痘痘有長的比較少喔，讓我出國臉上可以不要這麼花。：P

　　食慾不好跟體力的部分，這次大約出院一天就恢復了，感謝上帝提早就為我預備了體力。^^

　　心情煩躁這部分，大概是這次化療打到凌晨三點半才結束，每當到打化療的最後一天。無聊的時候，我就會靜靜的望著我的點滴，伴著醫院的味道，心裡想著：「什麼時候才會結束啊？！」：（

　　當然，還有一部分煩躁的是，出國的東西都還沒有準備好。直到昨天傍晚，壁報定稿拿去印了，我才漸漸有真的要準備出國了的心情。在幾個小時後，我就要搭長榮 6：20PM 的班機直飛西雅圖了，有期待，有緊張，有興奮，有感動……

　　能夠出國報告，是我走研究這路最期待的事；當然，因為是第一次出國報告，又是第一次到美國，有點緊張與興奮的心情；而最感動的是，這次的成行，有著好多人的幫助，好多的祝福，

47

以及好大的恩典。

　　平時，我不想站在我是「很嚴重」的病人的角度來看事情，但是，這次，我以病人的角度來看，化療副作用這麼少，讓我還可以活蹦亂跳的，還可以跟老師出國報告，真的讓我覺得好幸福！^0^

　　一切一切都印證了上帝的恩典是夠我用的。

　　備好了出發的心情，備好了可能會用到的藥，也備好了如果在美就醫的文件，當然，後兩者我希望都不要用到，希望這次旅途我和老師的身體都能非常健康，不然，學長要照顧兩個女生，可是要累壞囉。還有啊，希望外國人問我問題時，我不要傻掉，可以流暢的應對，有很好的經驗交流。

　　天上的爸爸啊，你聽見我這麼多的願望了沒啊？

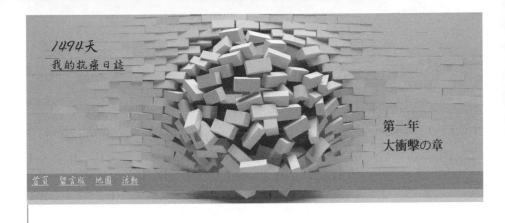

1494天
我的抗癌日誌

第一年
大衝擊の章

首頁 留言版 地圖 活動

2006.07.16　　　人氣｜回應｜推薦｜收藏　　　　　上一篇｜下一篇

第八次化療（ending）

　　第八次化療就在剛剛完成了。

　　經過了四個多月，原本需要十二次的化療已經提早結束了，終於可以擺脫那濃濃的醫院消毒水味；可以自由自在的走路，不需要掛著點滴；一個月可以擁有四至五個週末，不用隔週就來醫院報到一次；可以重新展開新的生活……這些對於其他人可能是再平凡不過的事，但，對於我，真是感到太興奮了，我期待已久的自由……

　　未來我的身體狀況會是如何？我不知道！？我只能憑信心來活，相信神會帶領我，會給我最好的。^^

　　前幾天，在電梯裡遇到了幫我手術的外科醫師，他認為有體力做，沒有太大的副作用，化療就可以一直做下去？我之前原本也可以接受這樣的治療，但是，要做到什麼地步呢？做到我的體力漸漸不行？做到我兩次化療其間無法再回實驗室工作？做到我的氣色越來越差？……這樣的治療是對的嗎？

　　如果，做八次跟做十二次效果一樣，那為什麼要多做四次呢？甚至更多次呢？

　　當然，我也不是一味的不想再做，如果，醫生告訴我這是對我有幫助，對我的治療是有效果，那我還是會願意再接受治療的。

49

因為我相信，上帝還是一樣愛我。

　　讓我每次都住到最好的病房，更讓我每次的治療副作用都很輕微。

　　我害怕掉髮，雖然仍不能避免掉頭髮，卻很幸運，我掉髮掉得很均勻，看不出來已經掉了一半了。

　　我害怕我的手會因為治療的副作用，無法做實驗，因為我的實驗需要靈巧的雙手，感謝主，我還可以做實驗。^^

　　甚至，在治療期間，老師還帶我出國參加國際研討會……

　　還有，一直陪伴在我身邊鼓勵我的親人，朋友們，實驗室的同伴，老師，教會的朋友，還有，在我的網誌上所認識的朋友，何其大、何其多的恩典……一直在我的身上發生，我只有感謝，還是感謝……

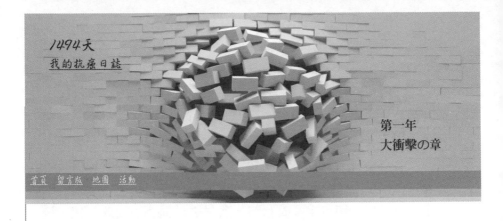

2006.08.02　　　人氣｜回應｜推薦｜收藏　　　　上一篇｜下一篇

Happy Birthday to Myself

　　我今天生日ㄟ！

　　真是特別的一個生日！不僅代表了我已經滿 27 歲了，也代表某方面的新生。呵呵，總之，這是個值得慶祝的一天。

　　Happy Birthday to Myself ^^

　　上星期六，東聖的黑門山小組有幫我提前慶生。呵呵，我完全不知情，當他們端著蛋糕從門後走出來，我嚇了一跳，要我許願，我一時還不知道要許什麼願呢？想了一下，第一個願望是，希望明年還可以過生日。^^

　　以前，小時候聽到類似這樣的願望，甚至類似的故事，都覺得很遙遠，因為深深覺得自己一定可以再過好多生日的，這種願望沒什麼好許的：P

　　但是，現在我覺得每一天都很寶貴，過生日也覺得特別開心！

　　今天，實驗室的同伴幫我慶生。我第一個願望許的是「希望還可以再過好幾個生日」。晚上，開山的喜樂小組要幫我慶生，我將會許「希望還可以過很多很多很多生日」。呵呵，由此可見，人心真是越來越貪心。不過，還真好，可以許這麼多次願望^^

===

　　下午，我去看門診，領了一大包藥回來，我要開始吃口服藥

了。至於，正子造影的檢查，好像還要再等一陣子呢！醫生說最好還是化療後兩個月再檢查比較準確，而且，我可能要自費喔！因爲我上次斷層掃瞄正常，癌症指數也正常，這樣申請健保是不會過的～～不過，這種錢我還是希望我可以自己付，希望自己的身體狀況可以一切正常。看診前，我先去抽血測白血球的值，後來，我們還小賭博了一下，我說：「你們猜猜看我的白血球這次的值會是多少？正常值是 4,000—10,000，猜的最接近的人可以得到十塊錢獎勵！！」

J：「我猜 5,000」

W：「我猜 7,000」

M：「我猜 6,000」

D：「我猜 9,500」

Jimmy：「我猜 12,000」（←──他分明是咒我發炎了嘛，虧他還是醫技系的，特別打出他的全名，以示懲罰：P）

結果，J 贏了十元外加 7-11 的小叮噹磁鐵一個。

看完醫生後，我就跟學姐去剪頭髮了。因爲我還一直在掉髮，所以，跑去剪了個看起來頭髮會比較多的髮型（有點像學生頭），就當作是自己給自己的生日禮物吧。

謝謝大家的祝福，也謝謝那些心裡默默爲我祝福的人。待會兒，我第二個願望要許，希望我的同學們或是以前的朋友聽到我的事，可以不要害怕跟我聯絡。（因爲我聽到好多人，很關心我，卻不敢，甚至害怕跟我聯絡，其實，我聽了會很難過的。我比你們想像的要堅強，你們不要害怕，不過，我也需要你們的關心）

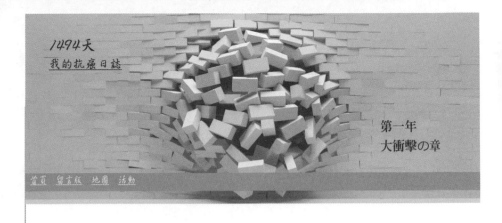

2006.08.15　　　人氣｜回應｜推薦｜收藏　　　上一篇｜下一篇

黑手

　　經過八次的化療，我的手漸漸的變黑了。有時候自己看自己的手看不出顏色差別，但是，一跟其他人比較就變得很明顯了。

　　有一回，我在學校，一個學長還開玩笑的跟我說：「Chien～你為什麼不洗手？為什麼不洗手！！？」呵呵，我馬上回擊他：「哼哼，我要跟老師說：(」（因為實驗室一堆怕老師的人，比較起來，我是比較不怕老師的）現在，距離最後一次化療一個月了，我的手的顏色有漸漸退了一點，不過，臉上的痘痘還是沒消，醫生說大概要兩個月才會慢慢消吧。

　　頭髮勒，大概剩下三分之一囉，不過，還不到需要帶假髮的地步。體重呢？呵呵，胖了啦……不要再問了。

　　昨天又去門診，順便看了8月2日門診時抽血測的腫瘤指數，哎啊，CEA升高了，超過正常值，我的 CEA 在化療其間都一直維持在正常值的，醫生說先觀察看看，要繼續追蹤這個指數是否會持續上升，再做處理。並且，安排我明天（8月16日<——我弟弟生日）做腹部斷層掃瞄（CT）又要挨一針，以及喝一堆顯影劑了（都到現在了，我還是怕打針：P）希望明天一切順利嚕！

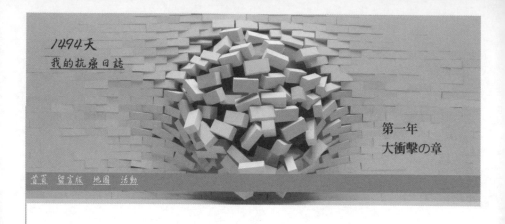

2006.10.24　　　人氣｜回應｜推薦｜收藏　　　上一篇｜下一篇

RFA（電燒）

　　昨天一大早（星期一），九點半約在正子中心聽報告，我們老師陪著我一起去，我還遲到了十分鐘，因為沒有提早出門又遇到交通特別不順，每個紅燈都停，總覺得今天路途特別的遙遠……。週末，其實心中很忐忑不安，害怕著結果的出爐，一連著兩三天都睡不好。

　　九點五十分，醫生跟我們講解報告，得知在肝臟 S4 的地方，有 1.6 公分的腫瘤。其他，都正常。過程中我的心情反而異常的平靜。

　　中午，本來想要出去吃飯，老師大概擔心我的狀況，說著要跟我一起出去吃。真的很感動，有這麼多人支持我，我一定要更堅強啊。

　　下午一點半，我到診間找林醫師，跟他說 PET 的結果，他仔細幫我看了報告（當時外面有很多人在候診，然而，我其實沒有掛號，卻在裡面待了二十分鐘），然後，立即幫我轉給肝膽腸胃科的鄭醫師，並打電話和鄭醫師討論我的情況，就馬上安排我隔天住院，星期三的早上八點做 RFA（電燒）。當下，我嚇到了，我跟他說，我要問我的老師。另一方面，我也很感謝上帝，能這麼快就有機會把這個壞的細胞從我身上移除。

晚上，喜樂小組、吳牧師、吳牧師娘、鄭哥、楊姐特地爲此幫我禱告，心中已是充滿著平安。深信上帝一定會賜給我足夠的力量，上帝深知道我們的需要，我只要放手，倚靠祂。回到家中，室友也在睡前爲我禱告，眞的好感動，讓我覺得上帝就在我的身邊，藉著大家安慰著我，讓我不再害怕。

　　這一夜，我特別向上帝求，讓我住 9C 吧，我希望在我熟悉的地方，受到比較好的照顧，來接受這個新的治療。我也希望明天凱心在醫院陪我有比較舒適的床可以睡。還有，我的訪客比較多，單人病房比較適合。：）

　　現在，我就在 9C 打著網誌，該去睡了。明天要早起，盡責的凱心也頻頻催我早點睡。謝謝今天的黑門山小組、鄭哥、阮哥、宜玫學姐爲我禱告。也謝謝我們實驗室的人及關心我的朋友給我的支持。我會加油的。

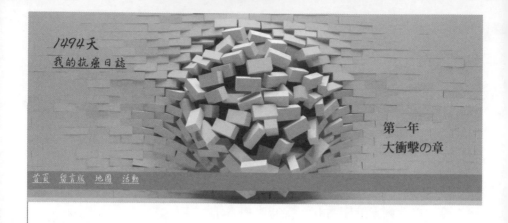

2006.11.05　　　人氣│回應│推薦│收藏　　　　上一篇│下一篇

給上帝爸爸的悄悄話

　　親愛的天父

　　該怎麼說才能表達我對祢的感謝，因為祢是那樣的看顧保守著我；該怎麼樣讚美才是足夠，因為祢是那樣的配得讚美；該怎麼樣描述才可以讓人清楚明白，因為祢是那樣的愛我們的，全能的上帝爸爸。

　　我的口才不好，我沒辦法做出最好的感謝、讚美，甚至形容。但是，我知道在我一切難熬的日子，痛苦的日子，祢都知道，甚至一刻都沒有離開我。

　　我多麼微小的禱告，祢都垂聽。祢跟我的距離，只有禱告之遙。自不量力的我，卻常常還是想要靠自己，忘了我有祢做我的後盾，作我的靠山。謝謝祢，祢是信實的，曾經透過海格牧師告訴我，「要我安靜下來，好讓我知道祢是神；不要懼怕，不要憂慮，祢會差派天使到我這裡來，與我同住，保守我脫離更多的傷害」

　　謝謝祢，真真實實的讓我領受這些恩典；更謝謝祢，原諒我，原諒我在低潮的時後，忘了去讚美祢，去依靠祢。

　　甚至，有時我竟會哭著埋怨祢為何要將這又大又難事放在我身上，沒有祢的許可，我一根頭髮都不會掉落下來。

　　親愛的天父，這麼大的難處為什麼、為什麼被祢許可加添在

我身上。

每當我低潮時，祢就會透過不同的人來告訴我「祢的恩典夠我用」、「祢透過這些環境試煉我，為了要帶我進入豐盛」。

甚至提醒我「遇到再大的艱難，應該要更多更大的來讚美祢，因為祢將要在其中做事」。

說真的，我不是每次都能夠瞭解祢的心意。但是，嘗過黑暗的滋味，知道笑不出來的痛苦，讓我更明白我的喜樂是源自於祢。

若不是認識了祢，我現在絕對不是這樣。

親愛的天父，謝謝祢，帶我出黑暗，進入光明，讓大家看到的是堅強的我。只有我自己是最清楚，我一點都不堅強，是我的靠山上帝爸爸很強。

親愛的天父，謝謝祢，藉著這兩天參加的樊鴻台牧師的特會，讓我這麼深刻的、直接的，甚至眼見祢的存在。將近百人的聚會中，祢聽見我的禱告，也即刻藉著樊牧師回應了我的需要，真的讓我好感動。

我算什麼？是何等的渺小，竟讓祢在第一時間就回覆了我的禱告。

祢視我是何等的寶貴，即時觸摸了我脆弱的心，謝謝祢。

親愛的天父，謝謝祢。讓我明白人生不會一帆風順，一定會有困難，有挫折，有挑戰，有誘惑，有試探。只要靠著祢，藉著祢的力量，就能讓我們腳快如母鹿的蹄，穩行在高處。

最近有些網友（如：Nick 及法米），前一陣子一些病友，都因為癌病離開了。甚至今天看到了前法務部長，在下午二時因肺腺癌過世了，說不會影響我的心情是騙人的。但是祢的話語及時將我拉回，因為那當打的仗我還沒打完，該跑的路也還沒跑盡，我的責任還未了……

親愛的天父，我只有一個請求，求祢一定要陪著我跑完全程。
曾經是田徑健將的我，得到不少獎牌。這一次我一定會堅持下去。
　　末後，我將會在祢的手中，接到我應得的獎賞。
　　謝謝祢，垂聽我的禱告。
　　禱告是奉靠主耶穌的名求阿門。

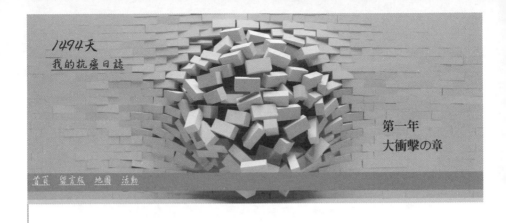

2006.12.11　　　人氣｜回應｜推薦｜收藏　　　　上一篇｜下一篇

放手，卻更加穩妥

　　今天一早起來，心中覺得戰戰兢兢的，有點不安，因為今天要去門診。

　　兩週前，大腸鏡的報告出爐了。報告指出我的小腸發炎（因為當時已腹瀉多日）；還有在切除的大腸附近，有發現一個「突起」（林醫師今天特別跟我解釋不是「息肉」，但又不知道這中文該怎麼翻譯），其實……我還是會有點小擔心。

　　而在上週掛蘇醫師的門診，他看了我的肝臟超音波報告（電燒後用超音波追蹤），報告上寫著：(1) S4 肝臟結節 (2) 脂肪肝。

　　他說一般如果是手術疤痕，報告上就會寫 Scar（疤痕），而不會寫 nodules（結節）。因此，他覺得可能要再進一步檢查是否是新長出來的腫瘤，並建議我可以讓肝臟科醫師看看報告。

　　……我的不安感又有點增加了。

　　而今天早上，就要去聽聽肝臟科醫師（張醫師）的診斷了。心中好像也挺平靜的，但也帶了一點點的緊張氣息。所幸，張醫師的解讀是「應該是手術疤痕」，為了讓我們大家安心，再做個斷層掃描檢查一下。

　　後來安排的時間是這個星期五早上十點做斷層掃描，呼……得知這個結果，已經讓我鬆了一口氣了。

最近常覺得我的幸福日子好像都不太長，有時候覺得自己非常的有信心、樂觀，可以平凡的過生活，就會突然冒出一件事來，讓我的計畫、生活全打亂。

譬如：突然要去住院（手術或上次的感冒），或是聽起來好像不樂觀的報告……，讓我的生活或信心上受到影響。

今天，這週日主日時所聽到的詩歌一直不斷的浮出心頭，歌名是「這一條路」，歌詞如下：

「我走過最幸福的路是跟隨的路

讓祢的手引導生命的每一步

我走過最喜樂的路是依靠的路

把每一天交給祢的心來眷顧

捨己卻更加寬闊

放手卻更加穩妥

超乎想像精采豐富我跟祢走的每一條路」

特別是「放手，卻更加穩妥」，這句話從昨天就一直縈繞在我耳邊，這讓我明白，我還是不能完全的放下生病的這件事，將它交給神。

人生最大的祝福就是抓住神；人生最大的喜樂就是能認識神，信靠神。

嗯，在信靠神和抓住神的部分，我還是有進步的空間。

此外，昨天有位大學同學得知我生病的事情，第一句話就問我「還有多久？」之前當然也是有朋友問過。

哎～！！請大家不要問我這種事，因為我真的不知道，我也沒問過醫生。如果你幫我問了醫生，那請你也不要來告訴我。但，如果你幫我問過上帝，嘿嘿，或許我會比較有興趣知道^^

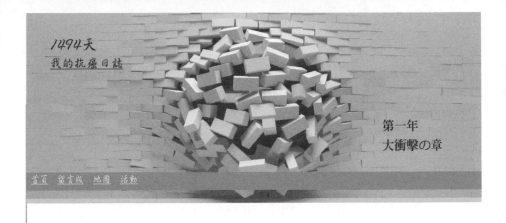

2007.01.08　　　人氣｜回應｜推薦｜收藏　　　上一篇｜下一篇

「遲來的 CT 報告」

　　我的 CT（斷層掃描）報告出爐有三週嚕，一直沒上來向大家報告一下。我的報告……嗯……其中有好消息也有壞消息。為了不想讓大家還有我自己擔心，我並沒有和太多人去討論 CT 的報告，再加上，我希望可以過個快樂的聖誕跟元旦假期嚕！^0^

　　好消息是，斷層掃描指出我的肝臟電燒的情況良好，上次的超音波指出的肝臟結節應該只是手術疤痕，暫時可以不用再去看肝膽腸胃科的醫生啦。壞消息呢？就是在我的子宮內有兩處有纖維瘤，因此，我必須去掛婦產科，來更進一步地檢查這兩處可疑的小東西是什麼？？時間是 1 月 10 日要去照超音波（其實，這是兩個月前就預定好要 follow up 的時間），另外，在心臟附近的淋巴結也有看到不正常的表現。

　　問我會不會很緊張或很擔心？事實上並不會ㄟ，這次我的心情還挺平靜的，就平常心面對嚕，**畢竟我要學著跟這些不乖的細胞相處，我的心情若不好，樂的豈不是這些壞東西嗎？**

　　最近，在我周遭也有人生病了，這讓我在思考一件事──「同理心」，當我在病床上疼痛不堪的時候，我也曾想過周圍在安慰我、陪伴我的親友是無法體會我的痛的，當時，讓我釋放壓抑而盡情流下眼淚的是因為我聽到了一句話──**「你的痛苦，耶穌都**

61

明白。」是的，當時，我只願意接受並相信，只有耶穌可以體會我的痛。祂為我們受鞭傷，皮開肉綻，甚至還被活活的釘上十字架吊了起來。

　　現在，就算是我曾經體會過手術的痛、化療的不舒服、得知罹癌的心情轉折及生病後生活的改變，我承認我還是無法百分之百體會一些生病的人的心情，不論是癌症病人或是其他的病人，當我以自己為例，鼓勵他人的時候，真的可以幫助到他／她嗎？就算我去鼓勵他們，他們還是可能對我說：「不一樣的，因為你不是*%@$&，跟我不一樣的！！」每個人都緊緊抓著自己放不下的那一塊，怎麼也不肯鬆手，卻也於事無補。Remember that "Worries do not change situation." & "Satan love worried people."

　　我反問自己，既然可能發生這種情形，那我還要伸手去幫助其他的人嗎？我的答案是──「Yes！！」因為我也曾受惠於人，這是我該做的且樂意做的。

　　那麼就讓我做該做的事，其他就交給天上的老爸吧。但請祢賜給我更多的溫柔、愛心、耐心、包容心與同理心去面對那些需要幫助的人。謝謝祢。

　　星期六晚上去台南文化中心看完「貓」劇，果真變成了一隻夜貓子了，連續兩夜半夜精神都超好。該去培養睡眠情緒嚕，明天還要去上班以及還有血液腫瘤科的門診呢！！@@

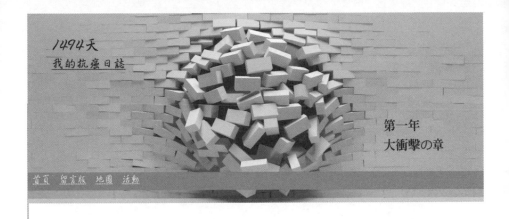

1494天
我的抗癌日誌

第一年
大衝擊の章

首頁 留言版 地圖 活動

2007.01.11　　　人氣｜回應｜推薦｜收藏　　　　上一篇｜下一篇

挫折

　　有時候真的覺得挫折感很重，為什麼總是有看不完的門診，做不完的檢查，甚至，拿到檢查報告之後的答覆是「還需要進一步的檢查或轉診給其他科醫生」；就算經過了進一步的檢查跟轉診，答案可能還是「需要再觀察，再追蹤，看看這些細胞有沒有變化」……

　　近兩個月，可以做的檢查都做了，包括 PET、CT、大腸鏡、肝臟超音波及婦科超音波，還有不斷的抽血檢驗，還要再做什麼檢查？？？？？每一個檢查項目都不能讓我完全的鬆一口氣，到底還會有什麼樣的變化呢？？？？！！！！！

　　通常我是可以以不常心來面對這一切。但是，昨天，突然挫折好重，心情也變得心浮氣躁的，怎麼每一個檢查都這麼不確定？？！！

　　昨天門診時我還瞄到我的病歷，看到了上週測的癌症指數，哎～！！這是我的病歷嗎？？我還問醫生跟護士有沒有拿錯病歷～！！！！上個月測不是還是正常？怎麼這次又超出正常範圍了？？！！！！！！

　　心中難免不安，不安的原因是──上次我的癌指數升高到這裡時。沒多久，經過檢查，我馬上就被安排立即動手術做肝臟電

63

燒，那這次⋯⋯會發生什麼事？？

　　我不敢想，更不願意去多想。

　　煩哪～！！為什麼我的生活不可以簡單一點！

　　為什麼不可以平凡一點！

　　為什麼⋯⋯為什麼⋯⋯？

　　寫篇文章時，其實我的心情已經好多了，可能是昨天去參加了教會禱告會，情緒有得到些釋放，晚上回來還完成了件很快樂的事，雖然，晚上失眠了，不過，今天精神跟心情都好多了。

　　So, it's just my murmuring. :P

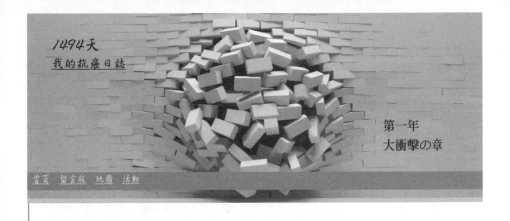

2007.01.15 　　人氣│回應│推薦│收藏 　　　　上一篇│下一篇

My Dream

　　2006 年我作了一個夢，那個夢令人覺得好可怕，在夢中，我生了一個想都沒想過的病，在二六芳齡的時候，我必須提早去經歷生命受到威脅，那種生離死別的感受，我必須放棄我的夢想，一個萌芽十多年，即將實現的夢想；從小我就夢想可以出國唸書，包括體驗國外不同的學習環境、不同的文化甚至語言的學習都是我所嚮往的，不只放棄了夢想，在夢中，我還被人像解剖青蛙一樣開膛破腹，連解剖者都沒有意料到，刀下竟更令人吃驚。原來在夢中的我——金絮其外，敗絮其內。

　　這個夢真的好嚇人！我好想要趕快醒來！

　　這段期間，我過著從未想過的生活，我體驗了一個重病病人的身體疼痛、治療、檢查、內心煎熬及眼淚，並且，在夢中，我用我從未用過的角度去看這個世界，發現這個世界不同了。這個夢雖然恐怖，奇妙的是，在夢裡我感受滿滿的愛——親人的愛、同學的愛、朋友的愛、老師的愛、實驗室夥伴的愛，甚至還有網友的愛，這些愛，有一大部分竟是夢中的我初次體會到的。另外，在夢中，我竟然勇敢的向大家表明我的信仰，不像從前的畏縮及顧忌。在夢中，我也學會了將困難交給了神，這是從前我怎麼都做不到的，「交托」這詞，曾經對我來說是何等的抽象。在夢中，

我還體會到上帝無比的愛，祂讓我這長長的噩夢時時發出甘甜；在夢中，上帝微笑著，並向我伸出了祂的手。雖然，夢中依然有著很甜美的回憶。

但是，我還是期待著有一天早晨，當我張開雙眼，夢就醒了，就像「命運好好玩」的這部電影一樣，帶著夢裡的教訓醒過來，重新安排自己生命中的優先次序，好好的重新過生活。

等著等著，2007 年都過了半個月了，夢中已感到一股狐疑的氣味，不知有什麼好事還是壞事要發生，我好想要快點醒過來！可是～～怎麼～～還是在夢中……

原來這一切都不是夢，而是我的白日夢。

第二年——滿周歲の章

畢竟是第四期的癌症，就常理來說沒這麼容易，
西醫上的觀察也需要「五年」的觀察期，目前我
才累積了兩個月（三十分之一），呼～這真是一
條漫長艱辛，考驗著強大毅力與信心的路。

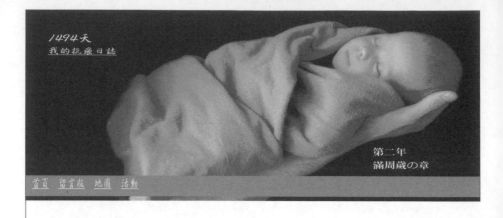

2007.03.06　　人氣│回應│推薦│收藏　　　　上一篇│下一篇

周歲生日快樂

今天實驗室的人幫我慶生，慶祝我一歲生日（生病滿一年）～還送了我一張大卡片。很感動，同時也很不好意思大家特別花時間為我慶祝，我真的很幸福，因為我有你們的支持、鼓勵與愛！^^

另外，還有一件事也很窩心，是關於我的外科醫師，昨天得知需要再住院做燒灼手術時，當下就想告知我的外科醫師，因為他是從頭到尾最清楚我的病情的醫師，也有一部分原因是他很關心我，但正當我打算在他看診前攔截他，先向他報告我的狀況時，我發現如此做的人還真不少，大約七、八個人跟我做同樣的事，幾乎都是 sales，我根本插不上話啊。後來，醫生進入了診間，開始看診了，我又等了一下，還是沒有機會跟他說，我就離開了。

結果，今天在實驗室接到師丈實驗室的電話，說林博文醫師找我，請我 call 他的分機號碼。我打過去後，醫生第一句話就說「昨天找我什麼事？？？」此時，心中一陣暖流，我不只有 sweet 的朋友，還有 sweet 的醫師。^^

附註一件感傷的事：

今天傍晚接到學姊的電話，電話中學姊的口氣很緊急，也有點慌張，問我可否馬上下去二樓一趟。結果，原來是對面實驗室

68

的學妹，因爲久咳與胸痛去看醫生並做了檢查，今天看完報告後，醫生告訴她——是腫瘤，我安慰了一下她，並簡單的跟她敘述自己這一年的狀況，她說她並不清楚我的情形，也看不出來我生這麼大的病……。

　　我好捨不得自己身邊的人生病，因爲我知道，這一條路不好走，不希望看到其他的人跟我一樣受身體的苦，我安慰著她，希望她能堅強樂觀的去面對，同時也告訴她這並不容易，**我們都知道「喜樂的心，乃是良藥」，這是一方最珍貴且醫生無法開的藥。**學妹，要堅強啊！！

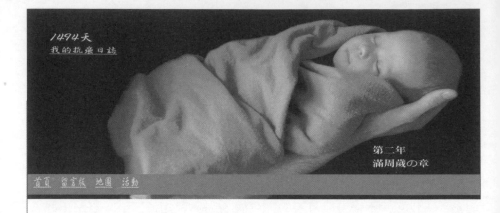

1494天
我的抗癌日誌

第二年
滿周歲の章

首頁 留言版 地圖 活動

2007.04.13　　　人氣｜回應｜推薦｜收藏　　　　上一篇｜下一篇

孤單

　　孤單的感覺很可怕，可以侵蝕人心，可以讓人下錯決定，可以讓人覺得人生失去了盼望。

　　最近的我，常覺得自己很孤單，覺得我在走一條孤單的路，不只孤單，還很幽暗，感謝主～這條路上漸漸地出現微弱的光線，讓我看見了方向，甚至讓我看見了一些同行的人，原來我是不孤單的，是因為我將自己的心封閉了；原來我是不孤單的，是因為我將自己的手收起；原來我是不孤單的，是因為我聽不進且拒絕真理。

　　我真的不喜歡孤單的感覺，也不要再讓自己陷入孤單。

70

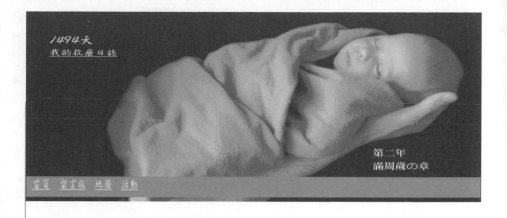

2007.04.14　　　人氣│回應│推薦│收藏　　　　上一篇│下一篇

上帝怎麼這麼愛我

我感受到了，感受到自己還活著；感受到自己有無數的恩典；感受到自己有好多朋友；也感覺到你們都好可愛喔。

之前教會的 Michael，喜歡稱呼我為「thousand grace」——他將我的名字中翻英。當初對此名字毫無感受，也曾經覺得我哪裡有從神而來的 thousand grace？

如今，我覺得我有 thousands of grace，甚至，更多更多。

之前也有位姐姐問過我「妳有沒有覺得上帝最愛妳？」我無言……

她說：「她常覺得上帝最愛她～～！」

我說：「是啊～上帝真的很愛妳啊～妳看妳……多好多好啊～」

但離開後，我獨自騎著車，思索著。這是一種感覺——被神的愛充滿，被神滿足所有的需要。

每一個人都可以覺得上帝怎麼這麼愛我，上帝一定最愛我……

令我驚訝的是，祂到底是怎麼辦到的呢？

因為，今天，我也有這種感覺，祂真的超級愛我的，超愛！

71

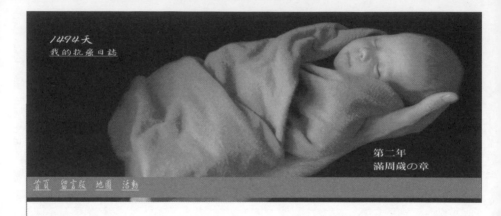

2007.04.22　　　人氣｜回應｜推薦｜收藏　　　　　上一篇｜下一篇

萬事均有定時

〈萬事均有定時〉傳道書 3：1-14
　　凡事都有定期，
　　天下萬物都有定時。
　　生有時，死有時；
　　栽種有時；
　　拔出所栽種的也有時；
　　殺戮有時，醫治有時；
　　拆毀有時，建造有時；
　　哭有時，笑有時；
　　哀慟有時，跳舞有時；
　　拋擲石頭有時，堆聚石頭有時；
　　懷抱有時，不懷抱有時；
　　尋找有時，失落有時；
　　保守有時，捨棄有時；
　　撕裂有時，縫補有時；
　　靜默有時，言語有時；
　　喜愛有時，恨惡有時；
　　戰爭有時，和好有時。

這樣看來，做事的人在他的勞碌上有什麼益處呢？我見神叫世人勞苦，使他們在其中受經練。

　　神造萬物，各按其時成為美好，又將永生安置在世人心裡。然而神從始至終的作為，人不能參透。

　　我知道世人，莫強如終生喜樂行善，並且人人吃喝，在他一切勞碌中享福，這也是神的恩賜。

　　我知道神一切所做的都必永存，所無增添，所無減少。神這樣行，是要人在他面前存敬畏的心。

==

　　神做事有定時，我們應當喜樂。

　　阿爸父～

　　我今天在想一件事情……

　　如果，祢行了神蹟醫治了我，我願意成為祢美好的見證人，為祢所用。

　　反之，若我沒有得到醫治，我還會感謝讚美祢嗎？？

　　我的回答是──「還是會ㄟ！」

　　反倒是後來我對自己的回答沒信心了起來
　　想著前些日子正在傷痛時，我是那樣的埋怨祢，生祢的氣
　　我真的能夠在悲苦或是病痛中讚美神嗎？

　　主啊～我希望我可以！！
　　求祢加添我信心與勇氣，讓我在軟弱中得以剛強～
　　主啊～求祢敎我順服的功課～
　　並明白父做事有定時，無論在高峰或是低谷，都應該大聲讚美神～！
　　Oh～Lord～！ Worthy is your name！！
　　阿門

73

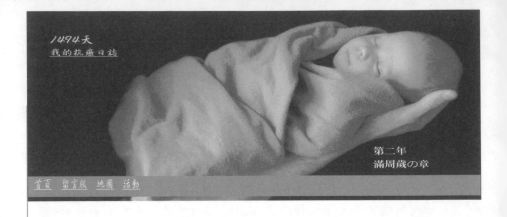

2007.05.08　　　人氣｜回應｜推薦｜收藏　　　　　　上一篇｜下一篇

大腸鏡之體驗

　　大腸鏡，說真的～我真的不愛這個檢查，大概是第一次的經驗太嚇人了。去年十一月中，醫生安排我必須要做大腸鏡追蹤，很不幸的，在檢查前一週我就開始腹瀉與腸絞痛，那幾天幾乎沒什麼好口福，一吃東西就會痛，到了檢查前一天，就已經瘦了快三公斤了，好不容易覺得自己快康復時。恐怖的來了，開始喝瀉藥（必須要喝兩次），第一次在下午一點，我喝了據醫生說已經改良成比較好喝的瀉藥——FLEET，才剛喝下去，我就覺得胃在翻騰，一陣噁心，立刻吐了一半出來，接下來，就是持續不斷的腹瀉，對已經快一週沒吃東西的我，真的是極大的酷刑……

　　晚上七八點時，準備開始調配第二劑瀉藥，我才喝了一口，就渾身不舒服，再也沒有勇氣喝下其他的部分。不久，我感到頭重重的，頓時覺得好睏，想準備回房間休息，後來覺得不太對勁，拿出我的體溫計，一量 38.5～39℃，打電話給盈帆學姐，她就把我載到急診室了；在急診室吵雜的環境，還有依舊狂跑廁所的我，一夜都沒睡，也辛苦了所有陪伴我的人——吉米、小毛和凱心。一早我 CALL 了林醫師，他看了一下我的狀況，說可能是感冒引起的腹瀉，並問我還想做大腸鏡嗎？還是延期呢？我考慮了一下，想說都「清」這麼乾淨了，短期內我根本不想再喝那令我作嘔的

瀉藥，我就回答「是的，我要做！！」

　　非常麻煩的先辦理出院（急診室），到署南醫院去照大腸鏡（上次安排在這做），之後再回成大辦理住院，因為我已經脫水了，且有發炎反應，在署南做大腸鏡的經驗，其實我沒什麼印象，因為是全身麻醉，等我醒來，就已經在恢復室了。

　　事後，我在成大醫院住了一個星期。出院前幾天才止瀉，整整將近兩週沒吃東西。話說回到這次的大腸鏡，事先的恐懼大於過程中感到的不適，因為，做檢查的前一週，很不幸的，我又感冒了，且都一直微微的發燒 37～37.6℃。我好害怕一喝完瀉藥，體溫就會衝破 38℃。我不想去急診室，我更不想住院啊……

　　還好，除了狂跑廁所到虛脫外，體溫大致還穩定，於是我的害怕開始集中在這次的大腸鏡「不麻醉」，又開始亂想到上回檢查完，躺在恢復室隔壁床的一位小姐，她一直向她媽媽抱怨檢查過程多麼痛，讓她痛醒好幾次，哇～打麻醉針都還可以痛醒！

　　很慶幸我當時沒有痛到醒，但是，這次沒有麻醉ㄟ……，人的幻想與恐懼真的足以把人嚇死。因為，真的沒有這麼恐怖啦，我只有進行到一半時，曾經痛了一下，還偷偷捶了牆壁一下。後來醫生請我改用平躺的姿勢，之後就真的都不痛了，我還索性戴起眼鏡，跟著醫生一起看著螢幕，覺得自己所看到的大腸都還挺健康的^^沒有瘜肉，最後到了大腸和小腸交接處，有一小塊上回就有看到的增生組織，看著醫生用夾子取出一點細胞做切片檢查時，我的臉別了過去，因為投影在螢幕上，眼睜睜的看著細胞被扯下來，並流出血來，挖～好殘忍，好血腥，也覺得好像很痛的樣子，其實卻一點都不痛，甚至沒什麼感覺，結束了這一場自己嚇自己的檢查～呼！

【後記】
　　在開始檢查前，護士幫我打了止痛針，沒多久我就頭暈並昏昏欲睡，護士還不時的來拍拍我，擔心我不舒服，也好奇我怎麼會這麼想睡；十分鐘後，醫生進來了，我跟他說：「打了針後，頭好暈啊」醫生回答說：「很好，反應很強烈，表示妳平常沒有吸毒！！」我不甘示弱的回說：「啊～你居然幫我打毒藥」～"～

　　哎～～我的醫生越來越會耍寶了。上次感冒住院時，他還曾開我玩笑說，妳是盲腸炎啦，他見我好像相信了，就趕緊說「你沒有盲腸了，割掉了啦～～」嗯……林醫師，你真的越來越幽默了，具有獨特的幽默感：P

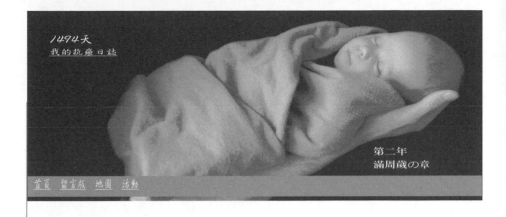

2007.05.13　　　人氣│回應│推薦│收藏　　　　　上一篇│下一篇

喜樂是憂傷的良藥

走過之前生命的幽谷，深深覺得憂傷給人帶來的身體上的，和心靈上的破壞是多麼的強大，也覺得喜樂是何等的珍貴，內心平靜安穩的感覺是何等的美好。後來讀經時看到幾則經文，覺得寫的實在太好了，怎麼以前沒有讀懂呢？！

箴言 12：15「人心憂慮，屈而不伸；一句良言，使心歡樂。」

箴言 15：13「心中喜樂，面帶笑容；心裡憂愁，靈被損傷。」

箴言 17：22「喜樂的心，乃是良藥；憂傷的靈，使骨枯乾。」

箴言 18：14「人有疾病，心能忍耐；心靈憂傷，誰能承擔。」

我嘗過那滋味，內心憂傷，因為一句良言，把我重重敲醒，擊碎了憂傷，取代的是喜樂。

我嘗過那滋味，內心憂傷，深深的傷及我的靈、吞噬我的骨，後來撫慰我、醫治我的是喜樂的靈。

我嘗過那滋味，內心憂傷，那種痛苦更甚於疾病，竟然遠甚於死亡的威脅，出乎我的意料。

更讓我驚訝的是——我的這些感受，竟然，《聖經》上都有記載！！！！！！！！@@

當我們跟上帝訴苦時，祂應該會說：「我完全了解，因為我都說過啦～！！」（尷尬）

「爸爸在說，妳都沒有在聽嘛！！」（夠了～這麼嚴肅的事，
我居然玩了起來：P）

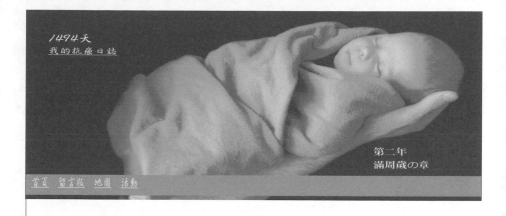

2007.05.15　　　人氣｜回應｜推薦｜收藏　　　　　　上一篇｜下一篇

請賜我智慧

　　上帝啊～

　　我要智慧～！！沒有智慧我什麼都不能做～～

　　生活上大小事都需要智慧，包括處理事務及做決定，與人相處也需要智慧，適當的態度與言語；時間管理更需要智慧，每個人都只有二十四小時；行事為人、待人處世沒有一處與智慧沾不上邊的，人活著就需要「智慧」。

　　我已經得到了成「千」上萬個來自於祢的恩「惠」，我現在需要「千」萬種智「慧」，求祢賜給我！因為失去了智慧，我就失去了一切，看似我應該在高峰，應當大大喜樂的時候，我卻還是發不出讚美的聲音。

　　主啊～求祢幫助我～

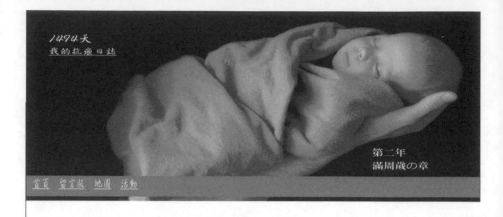

2007.05.16　　　人氣│回應│推薦│收藏　　　　　　上一篇│下一篇

梭哈

　　最近兩週陸陸續續做了一連串的檢查，檢查過程與等待結果的心情真的很刺激，腦中浮現的影像是「賭神」的電影情節。：P

　　我將我的籌碼全都梭了（全下注的意思），牌桌上只剩下最後一張牌，我拿起一張已開的牌蓋住那最後一張未開的牌（俗稱「瞇牌」），到底牌色如何？即將揭曉……緊張緊張緊張……刺激刺激刺激……

　　呵呵呵～賀賀賀！！！到目前為止都是正常的～

　　1.血液檢查——腫瘤指數正常，比起上次還微微下降，肝腎功能正常，白血球正常，除了有點貧血。

　　2.大腸鏡——沒什麼瘜肉，取了一塊增生組織去做化驗，結果也正常。

　　3.胸部Ｘ光——一切正常。

　　4.斷層掃描——報告還沒出爐，但請直腸外科和腫瘤婦產科醫師看過片子，大致上沒什麼問題。

　　5.婦科超音波——和上次一樣，看到有些 multiple cyst（纖維囊腫），只要定期追蹤即可。

　　6.肝臟部分複診則要等到這星期五，期待最近的檢查就可以告一段落。

呼～～感謝神～～最近兩個月的身體狀況還算穩定，現在則希望穩定的時間可以延長，之前就我的觀察，大約三至四個月就會復發一次，都是在肝臟，希望肝臟可以不要再復發了，而其他的器官也可以不再受癌細胞的侵襲跟威脅！！！！

如果檢查結果全都正常～～

代表目前我是 tumor free 了嗎？？沒有人敢這樣對我說呢！！畢竟是第四期的癌症，就常理來說沒這麼容易，西醫上的觀察也需要「五年」的觀察期，目前我才累積了兩個月（三十分之一），呼～這真是一條漫長艱辛，考驗著強大毅力與信心的路。

Anyway～現在的結果，還是很令人開心的。

謝謝關心我的實驗室夥伴、謝謝為我禱告的代禱勇士、謝謝所有愛我的人及那位超愛我的天父。

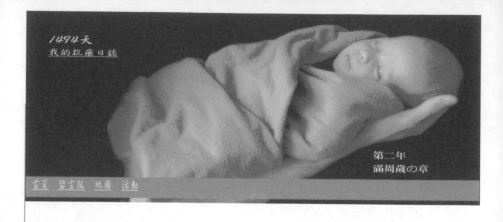

1494天
我的抗癌日誌

第二年
滿周歲の章

首頁　留言版　地圖　活動

2007.06.29　　　人氣｜回應｜推薦｜收藏　　　　上一篇｜下一篇

生病不代表做錯事

　　一直在想說別人會怎麼看我……
　　其實～反問自己～我是怎麼看待自己的？？？
　　是不是我看自己的眼光就已經偏差了？？？
　　那我又怎麼能要求別人該如何來看我呢？？！！！

　　當初得知自己已經癌末，我也曾為此覺得羞愧，覺得自己跟別人不一樣，好像變成了次等公民，所有的待遇跟機會都將變成次等的……

　　後來一個愛我的老師 Sunny 及時提醒了我，「Chien～妳並沒有做錯事～**生病並不是件錯事！！！**～沒有必要這樣！！！！」對～！點醒了我生病並不代表我做錯事！！！身體生病了～我應該要學會去接受它，生活上或許需要些調整～飲食可能也需要些改變。首先，我的心理要更健康起來才對！！

　　漸漸的，我發現癌症並沒有帶我進入次等的生活，甚至有時候我得到的是比以前更好的，更上選的資源，從生病帶來的這個困難～我克服了別人的眼光。

　　現在遇到了另一個困難～我依舊在學習如何去克服，學習在眾人不同的眼光中依舊很有自信的抬起頭來，我真正要在意的是

82

一個「新的眼光」，是神怎麼看我，而非別人怎麼看我，因爲我不可能去滿足所有的人，我只需要去滿足「那一位神」！！！

就數量來說，後者絕對容易的多。^^

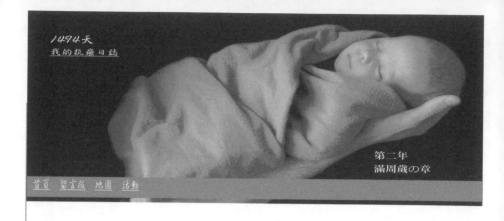

1494天
我的抗癌日誌

第二年
滿周歲の章

首頁 留言版 地圖 活動

2007.07.01　　　人氣｜回應｜推薦｜收藏　　　　上一篇｜下一篇

苦難要不要？

　　最近常失眠，然後腦袋瓜就在不停的轉，一直在思索著一些假設性的問題。其中一個問題是如果苦難是可以選擇的，我會選擇要還是不要？？？

　　逆境來，常常讓我越懂得倚靠神，越來越親近神，因為靠自己無法勝過，神會成為我堅持下去，度過試煉或困難最大的動力。

　　《聖經》上（賽 30：20-21）也記載：「主雖然以艱難給你當餅，以困苦給你當水，你的教師卻不在隱藏，你眼必看見你的教師。你或向左或向右，你必聽見後邊有聲音說：『這是正路，要行在其間。』」《聖經》上有太多地方記載著主必拯救、主必幫助、主與我們同在、祂必保護我們……等經文。既然是這樣，當我們眼中視為的苦難來到，我們應該高興還是悲哀？？當我可以去選擇，我會選擇接受嗎？？

　　就一週前我的一些經歷來說，假設那幾天的遭遇可以讓我事先預見——我將遇到極其恐怖、無法自制、耗盡我所有精力並超乎我想像的事情，這件事會讓我非常恐慌及會帶給我巨大的心理跟生理壓力。不過，這個經歷將由上帝掛保證，我絕對會平安無事，甚至會帶來心靈更大的平安，有時候還可能會得到上帝額外的獎品，可以期待的是你將會親自體驗上帝在你身上真實且奇妙

的作為，就像參加了「上帝大能體驗營」。我……會去報名嗎？？？？

　　我的答案是：「我會！！」

　　腦中浮現了一個影像，十幾年前六福村主題樂園首先引進自由落體設施（大怒神），遊客可以從五十三公尺（約十七樓）高的高空以自由落體的重力加速度墜落，我和幾個小學同學就跑去大玩了五、六次才過癮，之後還連續幾年暑假都會去報到。會怕嗎？？其實還是會，那種自由落下的不安跟害怕，但是我知道設施的坐椅有安全護罩，且它們通過嚴格的安檢，所以我敢玩。上帝的保護，就像是那「安全護罩」一般，且更安全不怕意外，只要信靠祂，絕不出錯。這麼棒的體驗營，一定會很多人報名參加吧！！

　　想到這裡，我對於之前的遭遇更釋懷了。因為我得到的遠比失去的多啊！！

　　不過，話又說回來，我做了這個假設，只是要滿足自己對命運有決定權。雖然我因此心裡有更好過些，但這還是不對的。真正的信靠是未曾看見，就信祂。看不見那「安全護罩」，依然敢玩上帝的「大怒神」，我有這樣的信心嗎？？？事實上，我的信心還不足。

　　我還是會忍不住的想要用「自己的小腦袋瓜」決定自己的命定，難道我比上帝聰明，比祂有智慧？？Absolutely, No！！因為上帝的意念高過我們的意念，祂的道路高過我們的道路，正如天高過地一樣。理性上，我並不想跟上帝比智慧，因為根本沒的比，不過活出來的生命卻是衝突的。常常我想要這麼做，我就去做了，把上帝拋在後頭，當我搞砸了，才又哭著回來找祂。

　　主啊～求祢幫助我，賜給我聰明智慧卻不包含驕傲，讓我學

習像祢一樣的柔和謙卑，也求祢讓我學習順服，順服神的旨意而非己意。主啊～～求祢開我的眼睛與心靈，讓我更明白祢在我生命中的命定，讓我預備好自己，成為擴張祢作為的器皿，不要去限制祢在我身上的作為。奉主的名求，阿門。

【後記】

　　God：「那苦難到底要不要？？？」

　　Little Chien：「ㄟ～可以的話，中國人有句俗話不是這麼說『平安就是福』。那個艱難就……嗯……ㄟ……啊……那個……小小的就好了。」

　　Little Chien：「啥？艱難餅？？嗯……我這餐禁食喔！！」

　　Big Chien：「阿爸父啊～～一切就照祢的意思吧！！！我信祢！！！！」

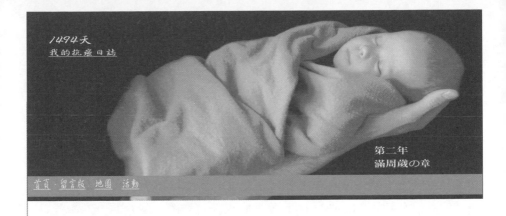

2007.07.06　　　　人氣│回應│推薦│收藏・　　　　上一篇│下一篇

何謂眞正的平安？

　　我留下平安給你們；我將我的平安賜給你們……（《約翰福音》十四章 27 節）

　　兩位畫家協議各繪一張表達心中平安的圖畫。甲畫家畫了一個平靜的小池塘，四周是樹林和空曠的平原。圖中毫無生命的跡象，甚至連風吹草動的痕跡也沒有，他認定這樣才是平安。

　　乙畫家畫了一幅狂風吹襲的景象，前景是洶湧的急流，岸旁有一棵樹，樹枝低垂得幾乎接觸水面，枝頭上棲息著兩隻唱歌的小鳥。這幅畫把真實的平安刻劃得入木三分；而前一幅畫所表達的信息是停滯、而非平安。在人生的風暴中，我們永遠能在基督裡找到平安。祂永遠坐在駕駛座上，命令狂風暴雨停息。

　　　狂風呼嘯劃過天邊，

　　　風起雲湧草木變色，

　　　颱風眼卻寧靜異常。

　　　儘管人生動盪不安，

　　　但在神的手掌中，

　　　我尋到一安靜處。

　　　即使無路可走，妳心中的平安仍然通常無阻。

這一篇文章取自於 3 月 19 日的《奮向日出》（一本每日靈修書籍），去年 3 月 19 日正是我開刀後出院的當天，吳牧師娘將她那一日靈修的內容，特地印出來拿到我家，為我禱告並用這篇文章來安慰、鼓勵我。說實話，我看了這篇文章，了解文中的意思，但並沒有特別的感動，因此就把它夾在《聖經》最後頁。

　　但是，故事中乙畫家的圖畫偶而會出現在我腦海中，何謂真正的平安（peace）？？何謂真正的安靜（still）？？應該是在遭遇大患難、痛苦、挫折、失敗……一切的人生不如意事，外人看了都會為你皺眉深感憂傷、為你感到不捨；但是你的心中依舊像似棲息著兩隻唱歌的小鳥，不受外在的影響，絲毫沒有受到任何驚嚇與干擾，有著萬分的平安。在遭遇特殊試煉還能大喜樂的人，其內心所擁有的平安更甚於一切順遂的人，那是真正的平安，那是經得起挑戰的！！

　　最近又想起這個故事，是因為我的室友遭遇了一些挫折，讓我發現雖然我們遇到不同的困難，怎麼心路歷程、碰到的難題、甚至發的牢騷都很像呢？？！！她好像在走我一週前的路，情緒不穩、思緒繁雜、不想面對人、在意別人的眼光、想要逃避、猛往自己身上貼一堆標籤……。她說她想要找個風景好的民宿，待個一陣子，遠離電視、網路、手機、電話……好好靜一靜。我第一直覺想到的是她現在就做得到啊，她幾乎都待在家（一週有幾個時段會打工跟去教會），只要關掉電視、網路、手機、電話，暫時幾天取消打工或教會活動，想要好好靜一靜絕對不難。因此，我腦海中又閃出了這個圖像，我就告訴她「妳要先安靜下來」，真正的安靜不是在外，而是在人的內心。

　　頓時，我突然能融入這幅畫的意境中，經過了一年多，吳牧師娘送我的文章我終於明白了。感謝神，讓我尋覓到動盪人生中

那一安靜處，也體驗到內在的平安能使外在的狂風暴雨都止息了。親愛的室友，或是正在苦難中的人，要安靜下來，並將你手中緊抓著不放的東西放下，讓神作工，讓神來為你負責。

主啊～求祢幫助他們，安慰他們受傷的心，他們在祢的道路上，或許跌倒了，或許迷路了，求祢親自將他們扶起並引導他們繼續向前走。也求祢加添信心給他們，讓他們相信，不論發生了任何事情，祢一步也沒有離開，甚至是抱著他們行走。他們或許覺得眼前一片漆黑，不知該如何行，主啊，求祢為他們預備燈光，並與他們同行。主啊～求祢將喜樂的心放在我們每個人心中，當遇到人生的高峰，我們讚美祢，遇到了人生的低谷，我們仍然讚美祢，因為祢將在其中顯出祢的作為。奉主的名求，阿門。

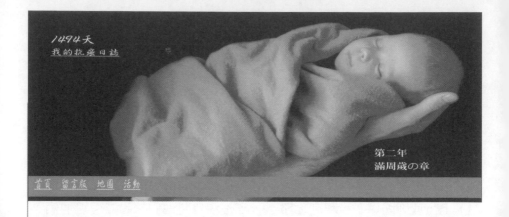

1494天
我的抗癌日誌

第二年
滿周歲の章

2007.07.17　　　人氣｜回應｜推薦｜收藏　　　上一篇｜下一篇

當答案不夠時之回應

　　當困難和失望如大山一般，我真的努力過，爭戰過，更得勝了。但出現了一條隨時間流逝而越加冰冷的深谷，真的如歌詞所說如陰影一般，讓我暫時無法勝過。我只有一條路，一條回頭的路，不再往下掉的路，端看我要不要再次放手，不在靠自己，並勇敢向萬丈深谷說「NO」，而選擇一條正確的路，重新被升起。

　　當我苦惱著為何苦難一個接著一個來時，我埋怨著自己、環境、也埋怨神。我想要去找個理由合理化這一切事情的發生，卻怎麼也找不著。如果真找到答案，往往又不能接受，不願意去相信。還懷疑是不是上帝不愛我了，我明知道這是個謊言，卻無法馬上抵制它！！任憑這個疑問放大。

　　我相信上帝是愛我的，祂在我身上做了好多事情，我可以寫出 100 個上帝愛我的理由；當我為這些困難埋怨神，認為祂不愛我，我大概可以寫出 5 個理由。

　　如果苦難壓得我喘不過氣來，我低沉消極又負面，又對上帝摀上耳朵，我絕對會說：

5＞＞＞100

　　如果我打開心門，接受上帝，讓上帝再次來幫助我，我會說：

100＞5（還會告訴你，這是個簡單的問題！！）

因此，我明白了，我的最大敵人，其實是我自己。

我可以問「why」，但問了一遍、兩遍或第三遍再沒答案，就該 move on！！順服神，千萬不可因此遠離神，反而要與神親近，做合神心意的事，神必為我在沙漠開道路，曠野開江河。

神啊，原諒我吧，我這小信又健忘的人，忘了那一百件你為我做的事，只記得讓我生活有多苦的這五件事，還怪罪祢，原諒我吧！！Please……

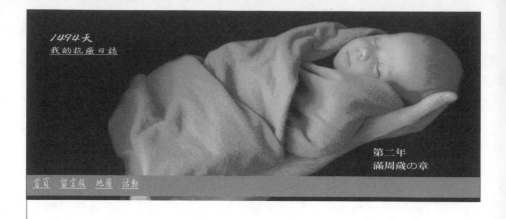

2007.08.28　　　人氣｜回應｜推薦｜收藏　　　　　上一篇｜下一篇

給黑門山小組的一封信

Dear 手腳們：

　　之前寫過一封信給大家，因為太久沒聚會了，想問大家要不要接力寫寫自己的近況，互相分享一下。結果，寫到一半我的筆記型電腦就當機了，還連當三次，成了死當！因此大家都沒看過那封信，我也沒有備份。：P

　　然而想寫這樣的信，其實不只是想要知道大家最近好不好，有沒有需要代禱的事項以外，就是我自己有很多很多的事情可以和大家分享，當然也非常需要大家的代禱。

　　上帝在我身上的作為，真的可以說是 amazing grace，我每兩三天就會遇到挑戰，有時後更是天天都有不同的「新鮮事」，然而因著疾病上的困難、金錢上的壓力、家庭的關係、屬靈爭戰上的煎熬……接二連三交替著來，老實說，我真的很累，不管心情上，身體上也因長期失眠覺得很疲累。**我常對上帝呼喊著「我累了，我好累好累，可不可以讓我休息一下。」但上帝常常在這個時候對我沉默，或給我的回應是「孩子，我的恩典是夠你用的！」**就沒有再說話。然而，上帝沒有一次離棄我，上帝的慈愛跟信實是遠遠超乎我的想像。

　　知道我所有狀況的人，會讚嘆上帝在我身上的作為。而我卻

常被苦難壓傷，發出對上帝的埋怨與小信。鄭哥說過我們常呼求上帝的復興來到，那我們準備好承接上帝的復興了嗎？是不是當那復興來到，我們卻唯恐避之不及？？我承認自己的軟弱，曾經呼喊過很多次，我只想要作一個平平凡凡的人，我不願成為那樣「特別」的人，但是，記得我們曾經獻過的詩歌嗎？——〈上帝的路〉。這首詩歌常在我的腦中盤旋，上帝的路高過我們的路……上帝的意念高過我們的意念…祂的心中有藍圖…祂的時間不錯誤……。我想，這詩歌正是上帝對我的回應吧。

　　這兩天，我也需要大家的禱告，最近的癌指數節節升高，我每三個星期作一次血液檢查，已經連續第四次癌指數都高於正常值，訂於明天下午要作斷層掃瞄，希望檢查過程中一切平安，更希望不論結果如何，我對上帝的信心依舊不動搖。

肢體 Chien

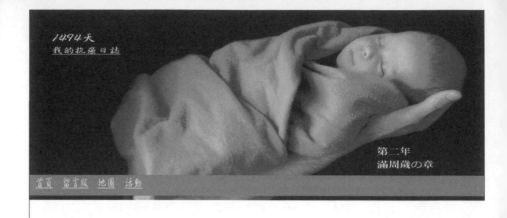

2007.09.16　　　　人氣｜回應｜推薦｜收藏　　　　　　上一篇｜下一篇

細數神的恩典

　　曾幾何時，我從一個常常感謝神恩典的人，變成了愛抱怨上帝的孩子。因爲我的苦難不止息，沒多久就會出現了新的困難，讓我沒有喘息的機會，漸漸地，幾個月後我就開始埋怨神，就像許多人會做的事一樣，問了一堆爲什麼……爲什麼是我？爲什麼又是我？？

　　最近我只要又問神「爲什麼是我？」的時候，鄭牧師宏亮的聲音就會在我耳邊大聲說「就是你！！不要再問爲什麼是你了！！」全因爲上週的講道——「天路歷程」，而這個提醒大大的減少了我對上帝任性的發問。當天的講道提到人生本來就困難重重，而我們的態度就顯得格外重要，解決人生難題最重要的工作是紀律，而不是發怨言。紀律主要有三點：

　　1. 學習等候，延遲享受。

　　2. 面對困境，承擔責任。

　　3. 追求誠實，忠於眞理。

　　感謝主，經歷了這些痛苦，曾經想作個逃兵，但我都還是選擇去面對了。我希望我可以看見這些苦難後的祝福，而每一次刻骨銘心的痛苦眞的也都讓我更經歷神，更加敬畏神。

　　昨天我看了我之前寫的「在成大醫院的小故事」，因爲一個朋

94

友跟我說她一次從頭看到尾，發現這過程真的不太容易。其實，當時生病的苦對我來說有時候很鮮明，有時候卻是很模糊，因為我的焦點常放在其他的難處上，藉這個機會我也瀏覽了一遍我寫的文章，我卻意外的發現了神的恩典。

事實上，最近一週我曾為了我需不需要再化療而害怕，因為癌指數連續幾次檢測下來都偏高，日前做的斷層掃瞄又看不出具體的病變，所以醫生又提議要考慮再開始做化療了。並好心的告知，第二線的用藥副作用比較大，肝臟損傷也較大，噁心嘔吐情形也會加重，掉髮就不可免了，總之，不會像上次那樣輕鬆……。像這般的敘述我已經聽過好幾遍了，我的兩個主治的醫師都這樣告訴過我。我不解的是這樣聽起來都是副作用的化療，為什麼要做呢？為什麼不回歸第一線化療，再加強幾次，或是直接跳第三線用藥呢？？想到被可能副作用摧殘的自己，我不捨，也更恐懼。還好這樣的害怕並沒有持續太久，我就抱著事情發生了再煩惱吧，先快快樂樂的過生活，一天的難處一天當就好了。

藉由回顧我的文章，不僅發現在過去的治療過程，我真的都走的比一般人輕鬆（指同樣狀況的末期病人），還提醒了我一件事，早在去年十一月，就有醫生提議要再次化療，感謝神，我又平安度過十個月，這期間的我，活蹦亂跳，鮮少有病痛，就算曾經再度做肝臟電燒手術，也恢復奇快。反倒是這幾月來，我發現我心靈上的疾病還比身體要嚴重呢！

此外，今晚在洗澡時，突然仔細看了在我身上那道近三十公分的疤痕，我發現大部分的疤痕都已經很淡了，真的恢復得很好。

上帝的恩典，滿滿的在我的生命中，為什麼我還要去擔心，去害怕呢？不要被那些負面的思考及聲音給騙了，要用正面、積極、樂觀的態度去面對問題！這一週要看三個科別的醫師（血液

腫瘤、肝臟及婦產科），希望不論結果如何，是否要在化療，都將這一切交在神手中吧。祂真的很照顧我！交在祂的手中，遠比在我自己的手中還要來的好。

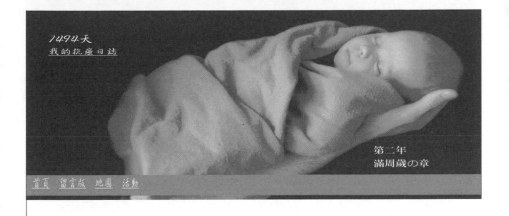

2007.09.18　　　　人氣｜回應｜推薦｜收藏　　　　　　上一篇｜下一篇

肝臟的新腫瘤

（求祢爲我換一顆健康的肝臟）

今天掛了血液腫瘤科（蘇醫師）及肝膽腸胃科（鄭醫師）的門診，由於我的腫瘤指數節節升高，且有持續上升的跡象，斷層掃瞄（CT）的結果又沒有明確的病灶，下午先看了蘇醫師的門診，他幫我申請正子造影（ＰＥＴ）的檢查，並預約兩週後再來看申請是否通過。到了傍晚，鄭醫師的門診小姐打電話到實驗室來通知我可以下去看診了，我是今天的最後一號，醫生慢慢問了我最近的一些狀況，而後看了八月中照的 CT 的片子，就在上一次電燒的位置下面，發現了一顆新的腫瘤，起初他還不太確定，但後來他幾乎是肯定了（1.7 公分的腫瘤），就馬上開了張住院單給我，要我可以隨時住院，或是等照完ＰＥＴ之後再住院做電燒（ＲＦＡ），最後我們的共識是兩週後照完ＰＥＴ就立即住院，不過，如果兩週後ＰＥＴ申請還沒通過，那就一樣趕快住院處理一下。簡而言之，就是我有兩週的空檔期，可以好好過個中秋節。

看完門診後，我回到了實驗室，草草收拾完東西就想趕快離開了，我怕我的情緒壓抑不住，因爲那種生病的威脅感一直存在著，我手邊的工作隨時可能要暫停，當我體內的不定時炸彈發出訊號，我就得馬上停機送廠維修。那種不安全感又籠上心頭……

97

諷刺的是，我今天期望我用讚美開始我的一整天，到了傍晚，我就馬上遇到試煉，我也責怪自己，我怎麼發不出讚美的聲音了，主啊～求祢幫助我，教我去數算我的恩典。

謝謝主，因為我不是一個人，有好多人陪著我一起禱告，一起笑，甚至一起哭。

謝謝主，讓我在今天就找出癌指數升高的原因，並沒有讓情況到太惡劣的狀態。

謝謝主，幫助我在脆弱的時候，願意讓人來幫助我，而不是躲起來。

謝謝主，讓我能夠認識祢，因為認識祢是我一生最大的喜悅。

謝謝主，讓我現在還能夠活生生地在這裡，對著螢幕前的人說話。

謝謝主，最近教學弟妹做實驗剛好到一段落，不用臨時找人接手。

謝謝主，讓我還可以平安的回家過中秋節。

親愛的主，我感謝祢。

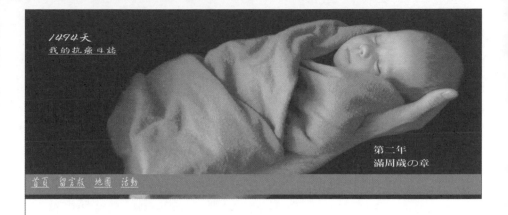

2007.09.20　　　人氣│回應│推薦│收藏　　　　上一篇│下一篇

「哎！」要怎麼說出口？

　　今天下午媽媽突然打電話來關心我什麼時候回家，明天的車票買好了嗎？

　　以下是我們的對話——

　　徐媽媽：「車票買好了沒啊？」

　　Chien：「買好啦，明天晚上 7:25 的車，回到家大約 11 點吧。」

　　徐媽媽：「啊～怎麼不買早一點的啊？」

　　Chien：「喔～本來想買五六點的車，但是買不到啊。」

　　徐媽媽：「這樣喔！早知道我昨天想到要提醒妳早一點買車票，就應該馬上打給妳了！妳就不會買到這麼晚的了！！」（一副非常惋惜的口氣）

　　Chien：「喔～媽～我一週前就訂好票勒！」（臉上三條線）

　　哈哈哈……

　　直到掛掉電話，我還是覺得我媽媽也太不瞭解假日返鄉的車票是多難買，我一週前買到的票還是最後一排勒！想到她那惋惜的口氣與單純，真的覺得很好笑，亦很感動。

　　中秋四天的連續假期，希望可以好好休息，好好預備心為健康禱告。也求主讓我有智慧的言語和家人說這個「近況」，因為「病在兒身，痛在娘心啊！」常常我已經擁有力量可以很平安的去面

對時，我的家人卻還是在憂愁中，也求主幫助她們。覺得自己很不孝，中秋佳節家人團聚時卻要報告這個消息，哎！該怎麼說出口勒……。

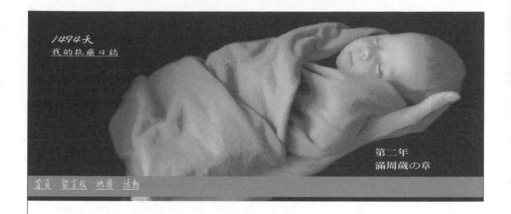

1494天
我的抗癌日誌

第二年
滿周歲の章

首頁 留言版 地圖 活動

2007.09.30　　　人氣｜回應｜推薦｜收藏　　　　上一篇｜下一篇

眾人的禱告

　　今天的主日令我非常的感動，在主日結束時牧師突然說：「今天我們要特別為一個人禱告……。」接著就說出我的名字，求神親自來醫治我，所幸沒有叫我當場站出去，不然我可能會哭得淅瀝嘩啦的吧！

　　這幾天有些新舊朋友剛知道我的狀況，前來鼓勵我並和我說加油，透過她們的關懷話語和眼神讓我非常感動與窩心。今天晚上昱昇哥和我說，他在旁邊觀察了我一陣子，他很感動看見我這麼快樂，因為他知道這是上帝的作為，我很激勵他，他很感謝上帝在我們周圍安排了這麼多的雲彩般的見證。說實在的，他所經歷的一切，以及他所表現出來對神的大信心，並完全的順服上帝的呼召，這才是真的令我佩服。對我來說經歷病痛這個苦難，比他的挑戰要來的小，他放下了房子、工作、自己的夢想……，帶著妻小一起經歷「飛鳥的日子」（註），單就為了回應上帝的選召，真的很不容易。不過，感謝神，我們都在我們的試煉當中得到上帝許多的祝福，彷彿從天上傾倒全讓你無處可容的祝福。

　　這次真的很特別，集結眾人的禱告，上百人齊心的禱告，讓我更勇敢的站立在困難的當口，開口向上帝信心的祈求。主啊～我要！我要！我要主祢的恩膏！！！

這個星期四早上 10 點 20 分，我要做正子掃瞄，這是我第三次作正子掃瞄，流程都還算熟悉，是個頂級ＶＩＰ式的檢查，感謝健保局幫我給付這幾次的費用，尤其是這次的申請，審核一週左右就通過了，感謝神。過去兩次經驗我都在檢查的過程中睡得很好，睡完一覺，檢查就結束了，然後還可以繼續去上班。所以，我接受大家的代禱，但恕不接受擔心與憂慮喔！

　　真的很謝謝大家，感謝每一位為我禱告或默默關心支持我的朋友。

　　【註】《聖經》上說：「你們看天空的飛鳥，牠們既不種，也不收，又不收積在倉裡，你們的天父尚且養活牠們。你們不比牠們貴重麼？」昱昇哥一家過著倚靠天父滿足三餐和一切所需的生活，我引用這段《聖經》，並稱之為他們在經歷「飛鳥的日子」。

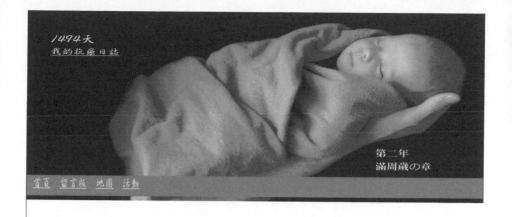

2007.10.04　　　人氣｜回應｜推薦｜收藏　　　上一篇｜下一篇

無懼的保障

　　今天早上已經順利做完正子掃描，並特別向醫生要求可不可以讓我早點看到報告，因爲急著想知道結果，好安排之後的行程。醫生也很配合的說下週一就讓我看報告，如果可以的話，會先口頭報告我的結果。我約略一點出院，傍晚五點二十，我就接到邱醫師從正子中心打來的電話，跟我說結果……，而後，我立即到正子中心去拿報告，這次的報告是我做過三次正子掃瞄以來最薄的，只有兩張紙，加三張照片，一片光碟片，但，卻是這三次以來最沉重的一份。感謝神，讓我超乎想像的快就拿到檢查報告，不過，阿爸父啊～可否請祢一同降下我所需要的勇氣、信心、平安、喜樂……。

　　在做檢查的前一天夜晚，我讀了一段經文，那經文非常激勵我，我覺得是上帝在安慰我，在跟我說話，因爲祂說祂要給我「無懼的保障」（詩 27：1-6）：

　　27：1 耶和華是我的亮光，是我的拯救，我還怕誰呢？耶和華是我性命的保障，我還懼誰呢？

　　27：2 那作惡的就是我的仇敵，前來喫我肉的時候就絆跌仆倒。

　　27：3 雖有軍兵安營攻擊我，我的心也不害怕；雖然興起刀

兵攻擊我，我必仍舊安穩。

27：4 有一件事，我曾求耶和華，我仍要尋求：就是一生一世住在耶和華的殿中，瞻仰他的榮美，在他的殿裡求問。

27：5 因為我遭遇患難，他必暗暗地保守我；在他亭子裡，把我藏在他帳幕的隱密處，將我高舉在磐石上。

27：6 現在我得以昂首，高過四面的仇敵。我要在他的帳幕裡歡然獻祭；我要唱詩歌頌耶和華。

在看完報告後，我的信心又軟弱了，怎麼我的困難好似一座座的山，爬也爬不完，一座比一座高，雖然沿路的景色美麗和攻頂那一刻的美景，每次都會讓登山客值回票價，但是，阿爸父啊～我偷偷跟祢說～我一點都不愛爬這山，求祢將這山挪去吧。

這次連電腦都來不及關，我就火速離開辦公室，騎著車恍神著，我問自己願不願意相信上帝曾經對我說過的話，我回答「我相信！」我又再次問自己，那妳還害怕什麼？我回答「不知道！就是害怕，因為我彷彿看見了拼布娃娃，而那娃娃就是我，只是換成由手術縫線拼出了我的身體！」

主啊～求祢讓謊言離開我、讓恐懼離開我、讓害怕離開我，我需要祢的愛，現在就充滿我的心，光一出現，黑暗就消失了，而天父祢就是那光，求祢照亮我的心，點燃我的生命，去除那恐怖的黑夜。我不要被黑暗掌管，我需要祢那無懼的保障，讓我安歇的避難所，保護我免受攻擊。我需要祢～！！感謝主垂聽禱告，奉主名求，阿門。

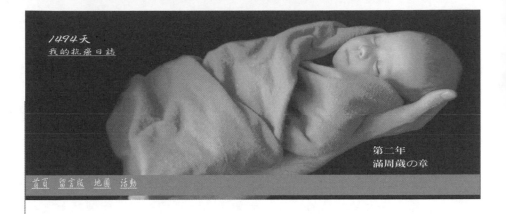

1494天
我的抗癌日誌

第二年
滿周歲の章

首頁 留言版 地圖 活動

2007.10.16　　　人氣│回應│推薦│收藏　　　　　上一篇│下一篇

上帝的印記

　　今天晚上八點多，醫生來到我的病房，告訴我這兩天的檢查結果——原本在正子掃瞄中看見一顆腫瘤，但在肝臟血管攝影看見兩顆，在下午做的肝臟超音波看見四顆。剩下斷層掃瞄的檢查，就等妳回國隔天早上做吧。

　　我的直覺是，一顆變兩顆，兩顆變四顆，四顆要變八顆？？為什麼越是禱告困難好像越大。這兩週下來，從肝臟有一顆疑似的腫瘤，到檢查出來有三處復發（肝、腸繫膜淋巴結、直腸附近），再來則是肝臟的腫瘤其實不只一顆，有四顆。呼～還有什麼？？

　　這兩天不斷有人提醒我「挫折越大，恩典越大」。也有人告訴我說「**小神蹟是讓困難有所突破，但大神蹟是讓不可能變為可能**」。還有人跟我說「我要做的只是專心愛神，剩下的就交給神去做了」。感謝神，真的如阿榕所說的，上帝用盡一切方法將祂的話帶我的面前，我相信祂也用盡一切方法，將看得到的和看不到的天使一併帶到我面前。

　　謝謝大家的代禱，當我發完代禱信後隔天，我與教會的人一同去看了「王牌天神續集」，電影中男主角向神禱告，隔日上帝就寄了包裹給他，為了要成就他的祈禱。在現實中，當我看完這部電影的隔天，我覺得我不斷地收到上帝寄來的包裹，裡面裝的正

105

是我缺乏的信心與勇氣，我記得那一天晚上睡前，我已經是非常有信心，心情非常開心並期待上帝的作為，因為我堅信不論我發生任何事，上帝一定，絕對會在我周圍保護我，這是祂對我的應許，祂必拯救我。

魔鬼有兩個最大的詭計。一個就是叫我們失望；一個就是叫我們疑惑——斬斷我們與父神之間的信心連鎖。當心啊！不要被祂的詭計欺騙了。（節選自《荒漠甘泉》10 月 26 日）

幾天後，我落入了魔鬼的詭計中，我開始疑惑，上帝真的會給我這麼多、這麼棒的應許嗎？上帝真的會救我嗎？及或不然，我都能接受嗎？……我開始搖擺，信心開始動搖了。中了魔鬼的第一個詭計——疑惑。

到了今天，檢查報告出爐，困難似乎更大了，醫生還說這次要開 T 字形的刀，不止在肚子上直直的被劃一刀，還要橫向的再開一刀，開刀時間可能也會非常久，八、九小時以上。我嚇到了，我也失望了。正中魔鬼的另外一個詭計——失望。

親愛的天父，求祢幫助我，當我每天來到祢的面前，求祢讓我躲在祢的膀臂中，因為祢應許祢是我們的山寨，是我們的避難所，更是我們患難中隨時的依靠。當我呼求祢的時候，祢就應允我，鼓勵我，使我的心裡滿有祢的能力。祢是我的幫助，祢保護我，免受一切的災害，除了祢，我別無拯救。阿爸父，求祢給我勇氣，讓我與祢一同爭戰，不要懼怕，因為在祢愛裡沒有懼怕，眼前困難雖然很大，但我深知祢必看顧我，祢只要我將自己完全的交給祢，祢必成就一切美善的事。阿爸父，我為了所有發生在我身上的事情感謝祢，因為萬事必互相效力，叫愛人的人得益處，我只要全心全意的來愛祢，祢就必賜給我一切所需，祢的恩典是豐富的，是夠我用的。謝謝祢，祢是信實的上帝，祢是真實的神。禱告奉主耶穌得勝的名祈求，阿門。

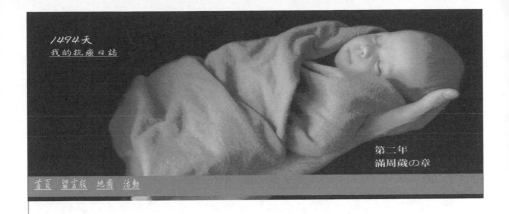

2007.10.30　　　　人氣｜回應｜推薦｜收藏　　　　上一篇｜下一篇

手術前的住院

　　現在的我已經住進一晚一千多大洋的成大宿舍，為什麼說是宿舍呢？因為大學在住宿的時候不都會有室友嗎？我現在正和一位婆婆住在同一間，她是我的新室友，而她好像才剛開完刀

　　剛進來這宿舍的第一眼就是看見婆婆的先生溫柔的幫她輕撫肚子，這種情誼真是令人感動。

　　這幾天要做些簡單的住院檢查，包括照 X 光、心電圖、抽血以及可能會安排做個骨頭攝影（bone scan）。為什麼要做骨頭攝影呢？因為已經有將近一個月，我的尾椎偶而就會隱隱的悶痛，倒也不是大痛，但就會讓我坐也不是，站也不是，連躺著都不安穩，而這種狀況變得越來越強烈，悶痛的位置也從尾椎延伸到左邊的股骨。出國前照過脊椎的 X 光，發現可能的原因是我的尾椎和腰椎的正常距離變窄了，另一個原因是我的尾椎過度彎曲，這樣的彎曲會讓我躺著的時候跟特別的一些坐姿，就會直接壓迫到尾椎彎曲形成的角度，而讓我疼痛。但！！自從有了「癌」這個病史，我再也沒有小病了，於是乎感冒時，請找妳的血液腫瘤科主治醫師；拉肚子，還是找妳的主治醫師；尾椎痛，還是主治醫師。不管一開始看哪一科醫師，都會被轉回腫瘤相關的醫師，因為每一個小病都不能被輕忽，我的尾椎，當然就被要求照 bone scan

107

了。不過還要看這兩天排不排得到檢查，還不一定能在手術前做得到。

　　最近的心情，時好時壞。我也時而堅強，時而軟弱，每天都會不停交替著不同的感受。想想雖然這是我的第二次開刀，但卻像是第一次一樣，經歷著不斷檢查的過程及面對著似審判性的報告，這真的是最難熬的部分，內心的焦慮、不安、恐懼……上次沒經歷到，這次都讓我嘗到了。有時候在想，**上帝是不是要給我些特別的經歷，是有別於上次的，讓我可以更貼近癌末病人的心境，讓我有機會可以幫助相同經歷的人**。在難過的時候，我需要仰望上帝，求神來安慰我；在悲傷的時候，我也要提醒自己，上帝不是賜下恐懼給人的神，祂是用笑臉幫助我的天父，在神沒有難成的事，想想，當洪水氾濫的時候，我們的神並沒有驚慌失措，祂仍坐著為王，因為一切都在神的掌握之中。Everything is under His control！！

　　感謝神，**真的有很多的天使圍繞在我的周圍，且還一直不斷有新的天使被神差派到我的身邊**，我真的很幸運，神知道我一切所需，當我軟弱時，祂真的就加給我力量，用盡一切的方式，透過讀經、禱告、唱詩歌、天使們的陪伴與安慰、甚至一個念頭，只為了告訴我祂愛我、祂眷顧我、祂發命要保護我、要救我，且一定救到底。我只要安息在祂的懷抱之中，享受祂的保護。

　　我承認我不夠堅強，但因著上帝，祂可以讓我變為堅強。我還是會難過，會哭泣，只有上帝可以讓我真的發自內心的笑出來。這個週五要開刀了，我所要面對的一切恐懼與擔憂……真的讓我很想說……上帝爸爸，還好我有祢。

　　唯有祢可以二十四小時陪伴著我，唯有祢可以陪我上手術台。Thank you, Lord！

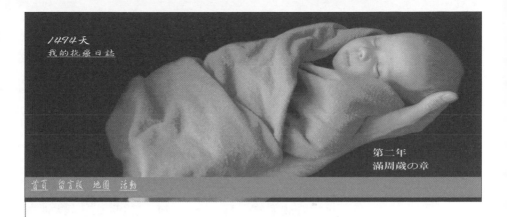

2007.10.31　　　人氣│回應│推薦│收藏　　　　　上一篇│下一篇

Don't Be a Chicken

　　前天當我的老闆 Sunny 正要步出辦公室回家時，我跟著她一起走了出去，通常這個時候就是我們倆的悄悄話時間。節錄部分話題如下：

　　Sunny：「怎麼啦？」

　　Chien：「我不想開刀」（非常憂愁狀）：(

　　Sunny：「Chicken！！」（說著說著老師就勾起我的腰，邊說邊走）

　　Chien：「我就是 chicken 啊～我本來就不勇敢，要開刀這事我怎麼樣準備都無法有心理準備：(」

　　Sunny：「不要擔心，我們都在這裡，我們會陪著妳啊。」

　　中間經過些許討論，還談論到工作的事情，後來已經步出了醫學院。

　　Chien：「我有好多的夢想，我都不敢去想，深怕自己沒能力做到，有好多的事，都還沒有去做，或許也沒有能力去做……」

　　Sunny：「妳還是可以去做啊，只是休息一下，之後還是可以做啊，或者，試著放慢妳的腳步。」

　　Chien：「為什麼我不能擁有平淡的幸福，可以健康的去做一些事。生病給我的壓力有時候已經超過了我能負荷程度了。我的

情緒一直時好時壞。」

　　Sunny：「妳為什麼不換著角度想，妳在做一些別人做不到的事，這是很 proud 的事，只有妳能做，我一直都以妳為榮，因為我知道妳已經做得很好了。」

　　Sunny：「我不是跟妳說過妳很有 power 的，妳可以去影響別人，讓人看見妳的生命，讓人家去珍惜她們擁有的，不是很多人也說過妳的存在是具有使命的，妳能夠去影響別人。那些平淡的人生，通常影響不了什麼人的……」

　　Chien：「我常覺得這任務好艱難，好苦……」

　　（此時我看見老師眼睛已經泛了淚光，她給了我一個 hug）

　　Sunny：「哎！記得 Don＇t be a chicken！」

　　Chien：「好，老師快去接小孩吧～」

　　（也換我泛淚光，眼淚即將奪眶而出，就趕快跟她說再見了，後來這眼淚還流了半個多小時才停，眼淚洗淨了憂愁，帶來了滿滿的感動與愛。）

　　我要感謝上帝，給我一位愛我的老師，她真的很愛我、很疼我、很照顧我。她付出加倍的時間關心我，常常讓我覺得我是否耗費了她太多的心力，在我低潮時我的老師會拉拔我，會陪伴我。常常我覺得她做的已經超乎一般老師會做的，且遠超過太多太多，我要說：「真的謝謝妳，Sunny～我會加油的！」

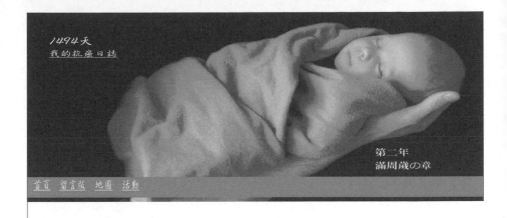

開刀前一日的恐懼

　　明天開刀時間 on call，不確定幾點可以進去，因為在肝臟有兩顆腫瘤長在大血管旁邊，有可能會引起大出血，需要的話需要輸血，曾經開過刀與做過幾次電燒，有可能會沾黏，手術時間會較長，傷口會很大，有必要的話會住在加護病房觀察一兩天（以上是醫生傍晚的報告），我心中的巨人又越來越大了，我的恐懼又來臨了，好像在嘲笑我今天過得太開心，我感到我自己在跟死神搏鬥，原本飽滿的信心又頓時消了氣，在痛苦的時候，我希望每次張開眼睛，我都可以看見我熟悉的人。

　　住在加護病房，我怎麼看見這些愛我的和我愛的人呢？！住在加護病房，我怎麼聽著詩歌睡覺呢？！

　　上帝啊～～！！幫幫我～救救我～賜下力量給我，賜下勇氣給我，賜下祢永遠陪伴不離棄的確據，我需要祢！

　　給我心曲，讓我在心中不斷播放著祢的詩歌；給我話語，讓我在危難時得以慰藉；給我信心，讓我知道祢每一分鐘都不離開我，祢是陪我走過的。主啊～我需要祢，我真的需要祢！

　　（以上是 Chien 的心情）

　　原諒我不多說什麼了，我說不出來。應該有好幾天我不會再寫文章，可能連留言都無法看。可以的話，這幾天請繼續為我禱

111

告。大家的禱告是我很大的支持。謝謝。

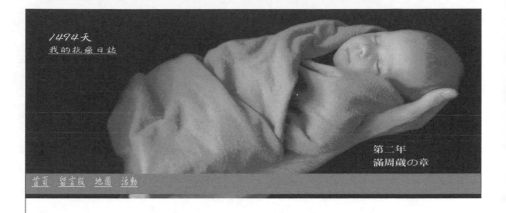

1494天
我的抗癌日誌

第二年
滿周歲の章

2007.11.02　　人氣｜回應｜推薦｜收藏　　　　上一篇｜下一篇

勝仗

　　戰爭就要來臨，敵人兇惡無敵。

　　但上帝說：「這是一場勝仗，不要害怕，妳儘管信靠我，相信我，讚美我，妳將會看到我與妳一同爭戰，主與妳一同受苦，妳絕不孤單，因為妳有我，我是萬軍之耶和華——妳的神！妳將會看到，眾人將會看到我的作為。孩子，妳要剛強，大大壯膽，我已應許不離開妳，一分一秒絕不離開！」

　　Chien：「All right！！雖然我依舊會擔憂，但我會選擇信靠祢，選擇不害怕，選擇不逃避，預備和祢一同打勝仗，我選擇跟隨祢，因為離了祢，我什麼都不是！Thank you Lord！Thank you Jesus！ Thank you Holy Spirit！」

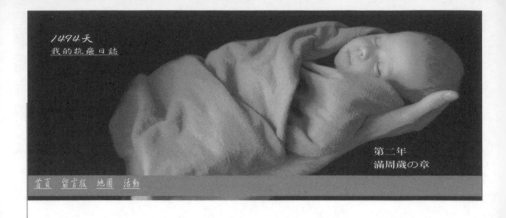

1494天
我的抗癌日誌

第二年
滿周歲の章

首頁 留言版 地圖 活動

2007.11.24　　　人氣｜回應｜推薦｜收藏　　　上一篇｜下一篇

滿是恩典的手術 I（手術前）

　　想要開始紀錄這三個多星期發生的一些事情，趁著我還有一點記憶，把它寫下來，就當作給自己的一個紀念吧，希望這也是充滿恩典的紀錄。

　　10 月 30 日就住院了，做了一連串的檢查，隨著手術日的到來，心情其實是越忐忑不安，發現這個手術好像沒我想的簡單，有著很多的不確定性，每天被醫生問著一些假設性的問題，我的心情也跟著起起伏伏，也讓我有些許的不安。

　　手術前一日（11 月 1 日），這一天早晨醒來，不知道為什麼心情特別的輕鬆，猜想著可能是前一日從八樓換到了我最愛的 9C 病房，還有就是晚上順利向醫院請假跑去教會參加禱告會，這是我手術前可以參加的最後一次聚會，最後一次在教會和大家一起敬拜神，我不想缺席，能夠如願參加，我真的很開心，特別是還聽到了小傅老師的一段感性分享，還有會後大家一同為我禱告，真的都讓我信心大增。

　　於是隔天早上，我的心情變得非常的平靜，甚至在早晨還和春金阿姨及楊姐在病房上受洗班的課程（我已經受洗過啦，這是補上），上到一半還中斷去做檢查，回來再繼續，那天的課程不像大家想像中無聊的課程，是藉由討論、分享、唱詩歌中度過的，

114

有網友送了我一首歌《我知誰掌管明天》，我也是在那一天請楊姐教我唱的，記得那天唱起來超有 feel 的，因為我真的不知明日將如何，但我知主掌管明天，祂必領我向前。

下午我的幾位大學同學來找我，有鑑於去年她們來看我時，我病懨懨的躺在病床上，這次她們學聰明了，前一天先來找我，陪了我一個下午，陪著我嘻嘻哈哈，陪著我會客，也忍耐的聽著我與嬿榕自 high 著在唱詩歌。當天因為要清腸，又開始喝難喝的瀉藥 Fleet，中午老師 Sunny 見我頻皺眉，就說：「真的這麼難喝嗎？來，給我喝一口！」就幫我喝了一大口，但剩餘的瀉藥還是讓我狂瀉不停。傍晚又要喝第二波瀉藥了，兩位大學死黨竟一人一大口幫我喝掉大半部分，據說她們都沒事，我還是一樣瀉到虛脫。好心情一直持續到了傍晚，醫生向我說明隔天的手術，我的心情才又 down 了下來，因為我發現了這個手術好像很危險，我被告知可能會住進加護病房這個陌生的環境……

Down 到谷底的心情，大學同學回去了，實驗室同伴被我趕去吃飯，我想靜一靜。不久，媽媽與大阿姨從中壢來了，我也寫完一篇文章，發了些簡訊，寄了幾封代禱信，嬿榕也來幫我轉寄代禱信給教會的人。後來就開始接電話、會客不斷到了晚上十一點，謝謝大家來看我，謝謝大家當天來親自為我禱告。前室友巧華還請三一堂的王牧師特地來看我，真是謝謝大家，陪我一同走。

晚上當然很不好睡，翻來翻去，到了五點就睡不著了，開始禱告向神訴說我的害怕，後來就將被子蓋住頭，在被子裡偷偷的哭泣（怕吵醒媽媽和阿姨），之後，又傳了些簡訊給幾個朋友和家人，有的是感謝，有的是道歉，有的像是道別，我承認我當時對神的信心變小了，我膽怯了。

六點多，我起來坐在地板的角落讀神的話，並讀《活出美好》

第五部（這是楊姐指定我手術前再讀一次的書），後來神也對我說了些話（詳情見文章「勝仗」），我又彷彿重新得力，因為我知道上帝已親自安慰我，感謝神，手術成功了，而這真的是一場勝仗，像是預言般的實現了。

　　八點多之後，鄭哥楊姐就來了，陪我唱詩歌、講講話並禱告，後來何老師和教會的朋友也來為我禱告，而原本以為 on call 的刀會到下午才要進開刀房，沒想到十點半床就推來了，一堆人還正為我禱告著，我的心理準備也還沒 ready，就趕緊換上手術衣，和 Sunny、媽媽及阿姨擁抱過後，就躺在手術床上準備被推到三樓的手術房。我記得好多人握著我的手陪我一起到三樓，她們用行動證明她們這次要陪我一起走過。

　　記得去年進了開刀房後，就被晾在電動門後至少有二十分鐘喔，那真是恐怖的等待時間，還好這次很快就有人來過來詢問我清不清楚這次手術，問一些事情，還有在我身上劃些手術的記號，然後馬上就被推進開刀房，開刀房的空調超冷的，我一直發抖，他們就不斷為我蓋暖暖的被子以及給我吹暖氣，等我回溫後，我就跟麻醉醫師聊天，並跟周圍的醫護團隊說加油，我還把 Sunny 要我轉告的話轉給麻醉科醫師。

　　Chien：「醫生，你待會兒會遇到林博文醫師嗎？幫我的老師向林醫生說：『千惠就交給你了』。」

　　麻醉科醫師：「妳是這裡的學生啊？」

　　Chien：「對啊，已經畢業兩年多了。」

　　麻醉科醫師：「是什麼系的啊？」

　　Chien：「分醫所的。」

　　麻醉科醫師：「咦，妳們分醫所怎麼好像常來，上次那個好像是……」

Chien：「割盲腸嗎？？」

麻醉科醫師：「對！我問他什麼所，他也說是分醫所的。」

Chien：「嗯，我知道他們是我的學弟，有兩個學弟都是前一陣子割盲腸。」

麻醉科醫師：「我要開始打針嚕，會有點酸酸麻麻的感覺。」

Chien：「好。」（上帝啊～請與我同在）。

（這一次打完麻藥的針我就睡著了，以往的經驗都是再由鼻子吸些麻藥才會睡著。）

醒後的故事，待續～～

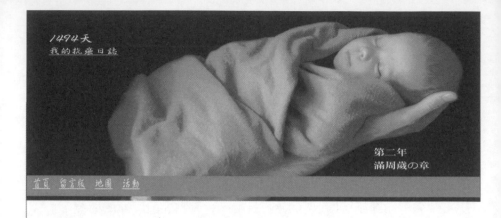

1494天
我的抗癌日誌

第二年
滿周歲の章

首頁 留言版 地圖 活動

2007.11.25　　　人氣｜回應｜推薦｜收藏　　　　　上一篇｜下一篇

滿是恩典的手術 II（麻醉過後）

在去年手術過程，我最害怕的就是醒來的那一刻，因為在我的記憶中，從被麻醉沒有感覺到醒來那一秒感受到的劇痛，及鼻胃管帶來的不適，讓我直覺想伸手拔它，但一舉起手疼痛就跟著來；接著作嘔的動作也引起更大的劇痛，嚇得我動也不敢動，這些都是上次開刀的恐怖回憶。

這一次的手術，從最後的記憶還在與麻醉醫師聊天，到當我張開雙眼的那一刻，已經過了十三個小時了，有別於上一次，這次的痛從破表的痛（一至十級）掉到了八至九級痛；有別於上一次，這次的雙手都被綁住了，預防病人拔管吧；這一回當我一張開雙眼，周遭已圍繞了一群我熟悉的人。宜玫一開始就不斷的在我耳邊說：「妳好棒，我對妳更刮目相看了……」，媽媽、老師、阿姨、鄭哥和楊姐也都輪流跟我說著話，我也想要回答，但是口中還插著幫助呼吸的氣管，讓我無法說話，記得後來還一直用手在老師的手心寫字想要表達……。

過了一段時間，不知道多久，大家準備要離開了，我害怕自己一個人在陌生的環境苦撐的感覺，我就抓住某人的手不肯放，那個人是楊姐。我還一直不斷的想跟她講話，無法講就用寫的，後來好像我的字跡太潦草讓她看不懂，我就很氣餒的放棄了。記

得當時楊姐一直跟我說的話：「手術非常成功，也沒有影響到任何器官，每個器官都保留了。」

後來據說醫生跟家屬們告知，因為手術時間很長，我剛醒過來，有可能會意識不清，無法溝通，要她們有心理準備。結果，她們一見到的，卻是一個拼命想要講話的我，我的意識很清楚，她們幫我在加護病房放著詩歌，我還會跟她們說：「音樂太大聲了，要小聲一點！」我從半夜一點多醒來一直用手寫要表達自己到了三點，真是抱歉啊，當時時間對我不太有概念，不曉得原來我讓大家陪我熬到這麼晚。

白天，有兩個人來看我，都是在非會客時間，一個是教會朋友，也是成大的護士，她來安慰我，難過的表示知道我做了一個人工造口，她說如果我需要她會幫助我，要我不要擔心……。其實在這一刻，我才知道原來沒有預期的我多了一個人工造口，就是人工肛門，心裡正納悶怎麼沒有人跟我說呢？她們都只說手術成功！這的確是我以前最最最不想發生的事情，但這一刻似乎我也就接受了這個無法改變的事實。

另一個來看我的是路加團契的美香姐，她之前是麻醉科的護士，現在則是傳道人，她是由我發出的代禱信，輾轉被帶到我面前的人，這次是我們第二次見面，她一來就問我說：「千惠，妳有沒有覺得這一次麻醉醒來比較不痛了，因為上次妳分享過，妳很害怕麻醉後醒來的劇痛，我這次特地將代禱信寄到世界各地，我在很多國家都有朋友，我寄信給他們，請他們為妳禱告，讓妳在白天的時候，有人為妳禱告；在夜晚的時候，記得，一樣有很多人在為妳禱告！加油！上帝祝福妳！」我不記得我有沒有跟她講話，好像沒有，大概是沒睡加上痛的昏沉沉了。但是在我心中的回應是：「感謝神，難怪我這次全身麻醉醒來，真的比較不痛。感

謝神，感謝大家為我禱告，真的很有幫助！我的痛原來真的可以靠著眾人和自己的禱告，靠著神的力量大大減輕，神還有什麼不能做的呢？！」

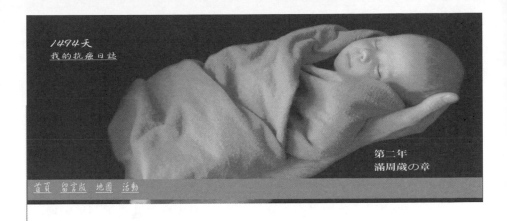

2007.12.10　　　人氣│回應│推薦│收藏　　　上一篇│下一篇

滿是恩典的手術 III（於加護病房）

　　在加護病房三天的日子，老實說印象不是太好，除了因為手術後疼痛因素，幾乎無法入眠，還有一個原因就是不習慣加護病房燈火通明及忙碌吵雜的聲響。在那裡住了三天，彷彿住了三年，每天等著早上 10：30 及晚上 6：30 的會客時間，等待著有人來跟我說說話，等待著有人來給我安慰與支持。可是，在加護病房中，時間過的還真是有夠慢，在我的病床前剛好有個大時鐘，我只要一張開眼就可以看到時間，常常我覺得自己好像半夢半醒睡了一覺，等到張開眼看了時間，才發現只過了五分鐘，什麼是度日如年，這個時候的體會是最深刻的。

　　還是要謝謝我的主治醫師，當我向他反映加護病房很吵時，他就把我換到加護病房裡的隔離室，也算是那裡的套房了。外科加護病房裡什麼病人都有，讓我印象深刻的是腦傷的病人，有的腦傷病人會不定時大叫，好像還會掙脫想跑下床，因為護士們會圍過去勸阻他不要下來；有的腦傷病人則是要常常去叫醒他，不可以讓他一直睡，就怕他一睡不醒了，所以常常也會聽到護士在叫：「阿伯！不要再睡了，醒來一下，阿伯！阿伯！阿伯！……（直到他醒來）」在這裡還有一點很特別，就是護士們要交接或是講話都是用吼的喔，因此也是在這裡讓我第一次聽見一位護士向另外

一位護士清楚的報告著自己的狀況，挺奇妙的一個經驗，如果可以，真想加入她們的討論。

後來有護士跟我說，住在加護病房應該會做惡夢吧。現在回想起來，我的確是一直在做惡夢，且幾乎是一閉上眼，影像就出來了，恐懼和廝殺的畫面不斷的湧入，讓我想要逃也逃不掉，像是被迫看了幾場耗費精力的恐怖電影。

在加護病房也不是都只有不好的回憶，我還記得小夜班護士在第二天晚上細心地幫我洗頭，說是要讓我舒服一點，第一次由護士幫我洗頭，讓我非常的感動，另外，她還常常通融我，讓我的訪客可以多留久一點，真是既感謝又不好意思啊。對大夜班護士最大的印象就是她每天一早都會幫我刷牙洗臉，讓我終日臥床還不至於蓬頭垢面；當她看我疼痛難忍的時候，都會很關心我的止痛藥劑量，深怕劑量太低無法壓住我的疼痛，一副比我還著急的樣子。而白班的護士則是屬於比較一板一眼的，她也是盡她的力照顧我，也照顧得很好，但相較於其他兩位，她比較嚴謹，話不多，也少了些談話中流露出對病人的關心。還有一位在加護病房的基督徒護士，她在三一堂聚會，大概是三一堂的王牧師告知她我的事情，因此她來看了我兩次，幫我加油打氣，甚至還帶了書送我。謝謝以上的護士，真可惜因為近視沒把妳們看清楚，不然改天就可以當面道謝了。

記得到了第三天，我開始就對止痛藥（嗎啡）產生副作用了，會感到噁心想吐的感覺，因此我請護士將止痛藥從連續注射改成需時才注射，就是當我疼痛的受不了時，按壓一個鈕，機器就會給我一點止痛藥，但非必要且到了無法忍受時，我都盡量不按，所以，記憶中盡量不按止痛藥的我又狂痛了兩三天。第三天還在加護病房的日子，造口室的護士清香來幫我清洗造口，她真是我

的天使，不只細心清理我的造口，還幫助我咳痰，開刀後因為麻醉的關係，肺部會積痰，這是我覺得最惱人的部分，還有痰會造成發燒及呼吸不順。當她發現我不舒服，便細心地，慢慢的引導我咳出來，並幫我壓住我的傷口，讓我咳的時候可以減少傷口疼痛，不知過了多久，我都想要放棄了，她還是不放棄，經由她的鼓勵，我成功地咳出了第一口痰，呼吸頓時順暢多了，我對她的溫柔跟愛心充滿了無限感激，而她也承諾我屆時換到了 9C 病房，她還會來看我。

　　感謝每天在這兩個時段都會來看我的媽媽、大阿姨、老師、宜玫學姐。還有天天都會來的鄭哥、楊姐和嬤婆，及某天晚上被夾帶進加護病房的一群教會的朋友，另外遠從台中和北部來的大學學長姐跟同學，真可惜沒見到面就回去了。還有一個印象深刻的人，在我開完刀還不到十個鐘頭就從台北跑來看我的玄名，還真衝啊。最後，要感謝喬玫，她為了要讓我能在加護病房裡聽詩歌，特地買了一支新的且可以插電的 mp3 player，為了要滿足我的需要，還和宜玫學姐一起幫我挑適合的音樂，辛苦妳們了。

　　也要謝謝一路陪我一起走過的上帝，將天使一一帶到我的面前，謝謝祢。

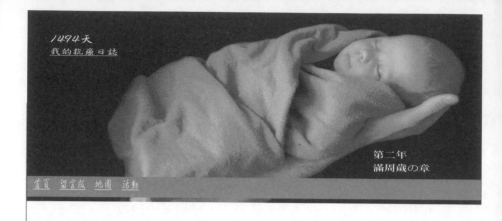

1494天
我的抗癌日誌

第二年
滿周歲の章

2007.12.11　　　人氣│回應│推薦│收藏　　　上一篇│下一篇

化療 PartII 即將開始

　　星期一回蘇醫師（血液腫瘤科）和林醫師（大腸外科）的門診，主要是要安排這次的化療，目前大致決定以後每兩週化療一次，一共做八至十二次的化療。第一次化療是在這個週四開始，藥物注射約四到五個小時，所以週四住院，週五就可以出院了。

　　用的藥物是第二線大腸癌用藥「喜樹鹼」，醫生提到的副作用有腸絞痛、噁心、嘔吐、掉髮、肝損傷……等。另外，和醫生討論過後，我們決定自費 Erbitux，它屬於標靶藥物，可阻絕癌細胞的 EGFR（表皮生長因子接受體），讓癌細胞無法增生，所以稱為「標靶治療」，主要的副作用是臉和背部會長滿痘痘，不過個人覺得最大的副作用是「太貴了」，據說一個月要二、三十萬啊。

　　我不知道這次的化療藥對我會有什麼樣的影響，雖然被醫生說的好像很恐怖似的，說這次的化療不會像上次這麼好過，會比較痛苦，且一定會掉髮，**慶幸我有上帝，不論到了什麼樣的景況，我永遠都有盼望**。去年化療的時候，醫生也說了有很多的副作用，但後來我不是沒發生這些副作用，就是症狀較輕微。

　　希望我不要被這些副作用給嚇到了，醫生只是盡他的職責說出一切可能有的狀況，不代表都會發生在我的身上啊。化療的副作用並不可怕，因為我的上帝早就勝過這一切了。

不要告訴上帝，妳的風浪有多大；要告訴風浪，妳的上帝有多大！

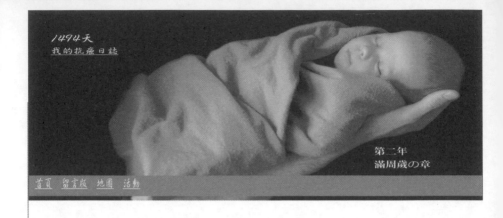

1494天
我的抗癌日誌

第二年
滿周歲の章

首頁 留言版 地圖 活動

2007.12.18 人氣｜回應｜推薦｜收藏 上一篇｜下一篇

長痘痘，還是要感謝

　　在打完二線化療藥及標靶藥物後，主要的反應是食慾不振、有點噁心、口苦及疲勞。回家休息三天後，終於覺得早上不再是被噁心感叫醒，不料，起來刷牙洗臉之後，我發現我開始長痘痘了，且不是一顆一顆慢慢長，是以數十顆的速度增加中。到了晚上，整個頭皮也淪陷了，奇癢無比，但都抓不得，一不小心就會抓得破皮流血，真的很難受。

　　想到先前跟楊姐提到，我擔心掉髮、長痘痘等。她說掉髮是會再長出來的，她覺得掉髮是化療最小的一個副作用，是會恢復的，反倒是長痘痘，還比較可能傷害到皮膚，若要她選擇，她寧可選擇掉髮。現在覺得這還真是個聰明的選擇，如果可以選擇只有掉髮，至少還可以用頭巾、假髮打扮的美美的；長痘子的話，不僅長滿全臉，沒預料到還會長到頭上去，如果最後頭皮的毛囊全發炎，頭髮應該也不保了，真是失策啊。不過這一切都是我在胡亂想，會不會掉髮跟冒痘痘其實不是我能決定的。

　　記得宜玫學姊有個說法很有趣，她說如果大家為我的掉髮跟長痘痘禱告，而上帝也應驗了大家的禱告。以後我住院化療時，醫生會不會在巡房之後，立即跑出去詢問護士是否打錯藥，因為他發現這些藥物最明顯的兩個反應我居然都沒發生。哈哈～這真

126

是個有趣的說法。

　　今天在奇癢難耐的時候，我試圖要上網查詢「標靶藥物 Erbitux」與「長痘痘」等相關詞，希望找到些緩解的方法，或是否有人與我有相同的經驗。沒想到我找到了一句話——「Erbitux 最常出現的副作用是皮膚上會出現如痘痘般的疹子，這代表著病患對此療法的反應良好。」

　　這句話提醒了我——**妳要感謝，要知道這藥對妳是有作用、有效果的，妳所受的一切辛苦都將不會是白白的受，所付出的一切也都是值得的，是很辛苦沒有錯，但這一切都將會過去，就像黑暗離去，黎明到來一樣。**

　　原來，長痘痘，還是要感謝。

　　凡事都要感謝，因為萬事必互相效力，叫愛神的人得益處。

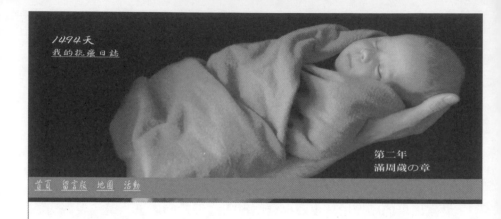

2007.12.25　　　人氣 | 回應 | 推薦 | 收藏　　　　　上一篇 | 下一篇

發燒的聖誕節

　　從上週三到今天，每天都會發燒至 38～39 度，算一算也好幾天了。昨天去血液腫瘤科回診時，醫生看見我的狀況（發燒及臉嚴重發炎），因此就宣告這週的化療要暫停，要等體溫跟臉的狀況都控制下來。我的臉目前是幾近慘不忍睹的情形，每天只要照鏡子看到自己就會覺得很不開心，好像是在燙傷的臉上在長滿數百顆痘痘，昨天蘇醫生看到我也表示我的狀況挺嚴重的，有可能皮膚上已經感染造成高燒不退，並建議我需要住院。昨夜還是在持續發燒，且一點都不好睡，臉和頭上的痘痘問題已經好多天都睡不好了，一直都找不到舒服且不會疼痛的姿勢睡覺。今天下午會去看皮膚科，如果到時還是在發燒，我應該就會直接辦住院了吧。

　　今天早上醒來的時候，發生了一件很誇張的事情，我當時是側睡，還把臉墊在左手的手背上，結果八點醒來的那一刻，我的手居然跟鼻子黏在一起，趕快到浴室的鏡子前，想要幫手和鼻子和平的分開，結果還是來不及，等我到了浴室，鼻子跟手上已經都是血了。也顯示我的臉真的很嚴重，好像快爛掉了一般。

　　這幾天因為身體的不適，也導致心理很低潮，心中的那位小巨人好像已經倒下了，求主憐憫我、幫助我重新站起來。

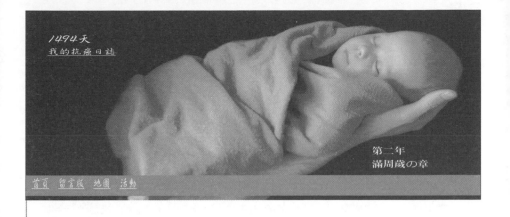

2007.12.31　　　人氣｜回應｜推薦｜收藏　　　上一篇｜下一篇

2007，特別的跨年

　　第一次因為皮膚的關係住院，還可以住上一星期，我從聖誕節到今年的最後一天都是在醫院度過，所以當週末醫生問我什麼時候要出院的時候，我馬上就回答星期一，希望可以在醫院以外的地方迎接新的一年。

　　今年暑假，我的一位高中同校同學到了澳洲，參加所謂的Working Holiday，就是拿工作簽證到澳洲待個幾個月到一年不等，利用打工賺來的薪資來供應旅費。周邊越來越多的朋友在年輕的時候（有年齡限制，需三十歲以下），參加這樣的活動，特別是在畢業後找工作之前，或是正準備換新工作之際，給自己個機會體驗不同的人生。暑假的時候一位高中同學從澳洲玩了一圈回來了，換另一位高中同校好友飛過去，十月分，研究所學妹小毛也衝去。因此原本計畫著年底要到澳洲找朋友，在莫爾本過聖誕，再到雪梨過新年，想要在南半球熱呼呼的天氣，穿著短褲短袖大喊著「5～4～3～2～1～Happy New Year」，每想到此嘴角都會微微的上揚。後來，實驗室的同事也有意前往澳洲，於是我們早在幾個月前就訂好了機票，編織好了這個夢，打算一起去。不料，計畫趕不上變化，一切的行程都因我十一月份的手術打亂了，澳洲去不成，反換成了成大飯店Ｎ日遊，落差還真大。

好在挽回了 2007 的最後一天，希望晚上可以到教會去跨年禱告，爲了迎接新的一年禱告、感恩。

　　今天步出醫院，沒想到 2007 年就這樣倉促的過了，在醫院迷迷糊糊的過了一週，每天的抗過敏藥，止癢藥都讓我昏昏欲睡，轉眼間，一週就過去了，思考著我到底得到了什麼？我想……很重要的一點，我睡飽了！住院前好幾日都無法入眠，如今全補回來了，向上帝求讓我能好好睡覺，嘻～上帝是眞的成就這事了。阿爸父啊～原諒我還一直抱怨住院眞無聊，沒想到這卻是讓我好好休息的機會。謝謝祢！

　　Ps.今天出院後，就到蘇醫師的門診報到，醫生說已經 dealy 一週了，我們星期三來化療吧！嗚～出院快活個兩天又要住院了。

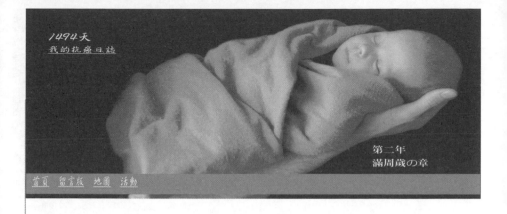

2008.01.03　　　人氣│回應│推薦│收藏　　　　上一篇│下一篇

化療帶來的醜貌

　　Chien：「上帝爸爸～我變得好醜，我不想照鏡子了，也不想出門，更不想跟陌生人講話。」

　　God：「乖孩子，人看的是外表，但我看的是人心，在我心中妳永遠是最美麗的。**不要追求那短暫會消失的外表，要看重永恆不改變的事情。**」

　　Chien：「但是，我還是會害怕，還是會難過，還是會擔心我撐不撐得過未來的化療啊。這好苦好苦，都沒有人能懂，上帝爸爸，祢知不知道！？」

　　God：「我能體會，我明白妳的一切感受。孩子，把妳的重擔交給我，儘管去做治療，其他的交給我，相信我好嗎？」

　　Chien：「好。」

　　God（smile and give me a hug）

131

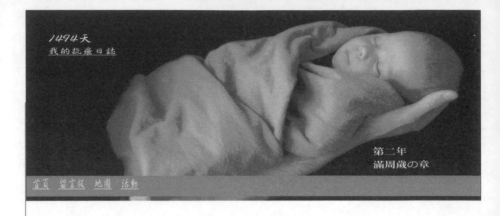

1494天
我的抗癌日誌

第二年
滿周歲の章

首頁 留言版 地圖 活動

2008.01.09　　　人氣｜回應｜推薦｜收藏　　　上一篇｜下一篇

新年新希望 I （媽媽的願望）

　　2007 年的最後一天，老師請我和媽媽去她家吃羊肉爐。飯後，我和媽媽走在往教會的路上，我問媽媽：「媽～新的一年要來到，妳有沒有什麼新願望啊？說三個出來聽聽。」以下是我們的對話……

　　徐媽媽：「第一個，我希望妳快點好起來。」

　　Chien：「嗯，那第二個呢？」

　　徐媽媽：「我希望全家身體健康。」

　　Chien：「嗯，還有第三個呢？」

　　徐媽媽：「第三個，我還是希望妳的病快點好起來。」

　　Chien：「……」

　　徐媽媽：「說實在的，這三個願望都有妳，其實就是希望妳能夠好起來。我說過我現在什麼都不缺，很好命，只差妳的身體如果能好一點，那就完美了。……那妳有什麼願望？」

　　Chien：「我希望新的一年能對妳好一點。」

　　徐媽媽：「為什麼要對我好一點？」

　　Chien：「因為我常生妳的氣，而對妳不夠好。」

　　徐媽媽：「喔！那第二個願望呢？」

　　Chien：「其他的我還沒想到。我只先想了第一個。」

......

　　會問媽媽的願望，其實是想要找機會告訴她，我承認我現在做的不好，我想要對她好一點。與媽媽之間關係的改善一直是在我的禱告中，並不是說我們的關係多麼不好，而是我希望我和媽媽的心可以更貼近一些，讓我可以更體會她的想法與立場，去體諒媽媽、體貼媽媽。對我來說，跟朋友表達感激或表示一些貼心的舉動好像沒有很難，但對家人，就是有那種愛在心裡口難開的感覺，有時候想要表達的其實是善意，做出來的卻不是這麼一回事，這就是我想要改變的。

　　為了要引導媽媽問我的願望，我先問媽媽新年有什麼新的願望，才知道媽媽心中的牽掛全都是我，曾經是她最放心的一個小孩，如今卻最令她擔心。**對於生病，我能為擔心我的人做的事，就是努力的活著，有意義的活著**。其他的部分，我希望我能學做一個體貼的小孩，安慰家人。

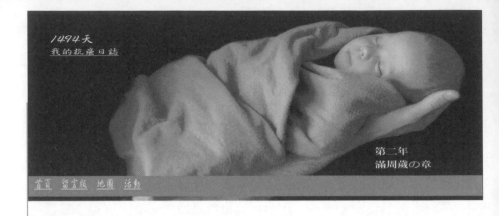

2008.01.12　　　人氣｜回應｜推薦｜收藏　　　　上一篇｜下一篇

新年新希望ＩＩ（我的願望）

　　2008 年是個好年，至少我到現在都是這麼認為，很難想像，兩個星期前的我，曾經覺得我的 2008 年一定遭透了。

　　2007 年的最後一個星期，我都是在醫院度過，當時我不僅身體不太舒服，臉還因為化療副作用變的很恐怖，第一次使用 Erbitux 這個藥物做化療，就引起這麼嚴重皮膚上的副作用，我只要照到鏡子，心情就悶了起來；只要想到未來可能還有十一次的化療，我就憂愁了起來。大約還有近半年的化療，再加上還需要半年的時間才能讓皮膚退紅，不用想了，我的 2008 年就是我的醜醜年、拒絕社交年、恐怖治療年。當時我真的是這麼想的……

　　直到 2007 年最後一天，我出院了，並在晚上參加了教會的跨年禱告會。不敢相信，當天我竟然敢沒戴口罩就到教會，整晚的禱告也很自然、愉快，讓我想起「上帝是要我們用心靈和誠實敬拜祂」，並不是用外表，我不應該因為外表的驟變就逃避人，甚至逃避神。如果我的心不對，縱然有再好的外表，也不是上帝喜歡的。而我相信，如果我的心不對，面對人也一樣會有問題的。我不應該將眼光注視在外表，要時時調整我的眼光至該注重的地方。

　　跨年禱告會將至尾聲時，牧師呼召需要代禱、需要醫治的人到前面來，我走了向前，跪在地上，當大家的禱告聲與鋼琴聲響

起，我的眼淚也決堤了，甚至大聲痛哭。但就在那一刻起，我的臉笑了，我的心也漸漸笑了。

　　後來，我不時思索我還要讓 2008 年成為我的醜醜年，我不願意去回想的一年嗎？直到今年的第一個主日，牧師期許我們要在 2008 年經歷上帝在我們每個人身上的奇妙大事，2008 年——每個人都要成為生命有故事的人，後來這個成為我的願望。所有的痛苦都不能白白受，我要哀怨的躲起來，自己去過醜醜的一年，還是勇敢的走出來，讓上帝在我的生命中做事，讓我的 2008 年成為很激勵人的美麗故事？我選擇後者。：）

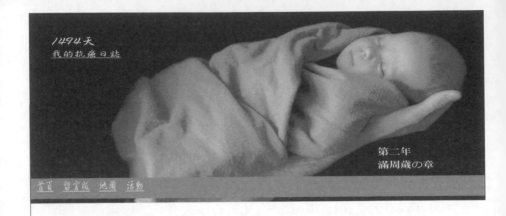

1494天
我的抗癌日誌

第二年
滿周歲の章

首頁　留言版　地圖　活動

2008.01.17　　　　人氣｜回應｜推薦｜收藏　　　　上一篇｜下一篇

神所賜的禱告大軍

　　剛做完第一次化療，大約一個月前，我回去中壢，並參加中壢聖教會所辦的聖誕晚會及主日崇拜，當時中壢聖教會的蘇牧師為我禱告，他提到我那時的信心變小了，且好像很孤單。他問我在台南有沒有一群弟兄姊妹可以天天為我守望禱告，他也會在中壢聖教會找一群人為我禱告。過幾天，佩蘭（中壢聖的姊妹）就告訴我已經找到十幾位弟兄姊妹，天天輪流為我的心靈跟健康代求，真的很令我感動。因為在中壢聚會的時間比較不多，教會的弟兄姊妹其實我都還不太認識，記得那一天在會議室，牧師和幾位姊妹輪流為我禱告，其中有幾位姊妹甚至為我流淚禱告，讓我真的很感動，感謝神，因為有神的愛，所以我們也能彼此相愛，甚至付出代價天天為需要的人代求。

　　不過，當我回到台南，我並沒有提出這個需要——請人天天為我禱告。楊姐叫我再發封代禱信，我也沒有做。因為我開始不好意思了，一次、兩次、三次……的請求，一個月、兩個月、一年……的時間，我驚訝怎麼這麼需要大家的禱告，且還是長期抗戰，而這就是事實！在教會中，我們的心應該要是敞開的，不要害怕被拒絕，更不要羞於表達我們的需要。但在現實中，我發現常常我喜歡去幫助別人，而對於別人的幫助，我卻要學著去表達

136

與接受。感謝神，祂總是顧念我，在我需要幫助的時候，祂就讓萬事互相效力，叫愛神的人得益處。

　　兩週前，我接到了小組長（黑門山小組）的電話，他說小組發起了每人來認領為我天天代求，讓每天都有至少一人為我禱告，兩天後，我就收到了 e-mail，內容是大家認領的一個表格。我好感動，因為我們的需要，上帝都知道。後來，聽說在台北的雅棣收到信後，也馬上打電話給小組長認領了一天，真的謝謝大家，也謝謝在我們背後的那一位神。

　　上帝的祝福還不只這樣，在上星期三，我要去教會禱告會前，有位網友（在網路上看到我的部落格，後來加入我的 MSN）在網路上告訴我，他前幾個月為他舅舅的癌症禱告，後來上帝幫助了他，他鼓勵我要對上帝有信心，並問我：「我可不可以為妳禁食禱告？」我回答說可以，並謝謝他的付出。我和他其實也並沒有很熟，在網路上只談過幾次話，而他其實還只是個國中生，我很訝異他會主動說要為我禱告，我知道上帝在其中，祂將天使帶到我的面前，這時候我要學習的是「say yes and say thank you！」

　　在最近，我加入了楊姐帶領的禱告團隊，開始為教會一些有需要的人禱告，我第一個分配到的是一位大二的妹妹，我的責任是天天為她和她的媽媽的需要禱告。結果在上週日主日結束後，她告訴我：「我現在天天為妳禁食禱告喔，因為我每天為媽媽禱告，也一起為妳禱告。」我先是楞了幾秒，心中第一個直覺是不捨，想到她每天只吃兩餐，最近又適逢期末考，不知道體力上還夠不夠？掙扎了一下，後來，我向她說聲「謝謝。」同時在心裡感謝上帝。這是我沒有意料到的，**看起來好像是我們在幫助別人，其實自己卻是最大的受惠者**，不僅可以見證對方生命的改變，也讓對方來參與自己生命上的需要，真的很棒。

生病之後，我成爲了一位「需要的人」，在身體上，需要被特別的治療與照顧；而在靈裡，需要很多的禱告來扶持。說眞的，我很幸福，在我的身邊一直有許多的幫助，也不斷的有天使出現，上帝所賜給我的禱告大軍也漸漸成形，除了以上所提到之外，學弟明哲昨天也告訴我，他在大學「信望愛」團契的學弟妹也在爲我禱告；之前在開山聖教會的喜樂小組和吳牧師及師母也在爲我守望，當然還有東門聖教會的禱告會。相信還有人持續在我禱告，只是我不曉得。**其實，我一點都不孤單，這一段路，有好多人陪我一起走。也因爲有大家，幫助我在這段路上，雖然偶而因爲道路崎嶇還是會跌倒，但依舊能拍一拍、擦乾眼淚，笑著繼續向前走。**謝謝大家，謝謝每一位幫助過我、鼓勵我的朋友，因爲有你們，才有現在的我。更要謝謝愛我的上帝，祢眞的好愛好愛我，我這一生最美的祝福，就是能認識祢。祢所賜下的禱告大軍是我最大的恩典。

　　腦中響起一首詩歌「我以禱告來到祢跟前」——每一次我禱告，我搖動祢的手，禱告做的事，我的手不能做！每一次我禱告，大山被挪移，道路被鋪平，使列國歸向祢！

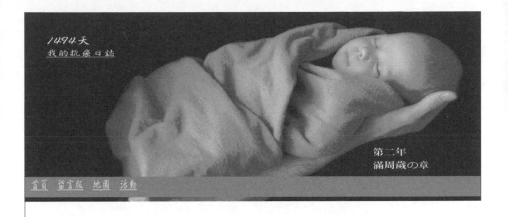

2008.01.30　　人氣｜回應｜推薦｜收藏　　上一篇｜下一篇

一位代禱者的心情

　　多次想要安慰妳，但常常不知道該如何安慰；想要為妳們多做些事情，卻又覺得自己似乎無能為力，除了禱告，好像什麼都沒辦法做。

　　讓我想起，兩個多月前，我又動了一次大手術，在我去美國參加國際會議後幾天，就要動這個耗時十餘小時的手術，或生或死，只有上帝知道。妳能想像嗎？那樣的落差有多麼的大，辛苦唸書念了一、二十年，好不容易研究所畢業，可以貢獻所學，回饋社會，甚至追求自己更高的夢想之際，突然間我生病了，居然是癌症，還是第四期，剎那之間，風雲變色，我的人生就此開始不一樣了。罹癌的這近兩年中，我出國參加會議兩次，其中又屬第二次參加國際會議時最令我印象深刻，因為我的身體並沒有感到太大的不適，我仍可以和老師、學姐一起遊美國，一起分享科學，一起編織著未來的夢。但諷刺的是，幾天後我就要動大手術了，這些夢想對我有什麼意義呢？！這樣的心情給我很大的衝擊，也讓我去思想，那什麼才會是有意義的事情。

　　經歷第一次手術時，我是在什麼都不知道情況之下就進了手術房。而第二次手術，我經歷了漫長的檢查過程，及後來等候手術的煎熬與無助，說真的，那真是痛苦啊，為此我不知道流過多

139

少眼淚。回想起當時也有人告訴我，他們很想要幫我，但是，卻不知如何幫起，只能為我禱告。我記得我當下的心情，我並不需要大家為我做什麼，我也只希望大家能在禱告中紀念我，一起和我搖動上帝的手。我想……我現在正在體驗著當時那群代禱者的心情，同妳一起煎熬，一起來到上帝的面前祈求。

禱告會不會有灰心失望的時候？我跟妳說，會。和妳分享，我也曾經灰心失望過，覺得上帝為什麼聽不見我的禱告，甚至負氣的覺得如果禱告或不禱告，事情都會是這樣成就，那我就不禱告了，因為沒有意義嘛！那一陣子，我常思索著「為什麼要禱告？」後來，我得到了答案，因為透過禱告，上帝能將祂的恩典賜下；透過禱告，我們能更體貼上帝的心意；透過禱告，上帝能親自賜下安慰；透過禱告，能成就我們所不能做的事；透過禱告，我們可以爭戰……。就連耶穌，祂擁有從父而來的能力，祂也禱告啊，當祂被門徒出賣，面對即將忍受羞辱、欺凌、鞭傷及被釘死在十字架上，耶穌在客西馬尼園做了什麼？不用說，妳應該很清楚，還是禱告。記得《聖經》上怎麼描述嗎？「耶穌極其悲傷，禱告更加懇切，汗珠如大血點滴在地上。」耶穌遇到問題，祂的禱告是更加懇切，我們不應該也要這麼行嗎？況且，我還從未有過禱告至汗珠如大血點滴在地上的境界，頂多也只是一把鼻涕一把眼淚。

另外，我還想和妳分享一件事，就是「交託主」。今天我走在路上，我問上帝，該如何為妳禱告，是照著上帝的意思，而不是自己的意思。後來，腦中浮出了幾個字，就是「禱告要交託」。就是我們還是可以禱告，像耶穌在客西馬尼園的禱告一樣——「父啊！你若願意，就把這杯撤去。」但別忘了，禱告後要交託——「然而，不要成就我的意思，只要成就祢的意思。」並持續禱告，

不要灰心，因爲這是我們的禱告榜樣「耶穌」囑咐我們的。

　　禱告後，就將一切都交託給全能父上帝，相信祂的帶領是最好、最棒的。

　　記住，妳不是一個人，有好多人一起陪著妳和妳們全家。

Let's pray. Pray until something happened.

　　Ps. 本文獻給 Ling。

第三年——I'm not alone の章

感謝主，我不孤單，就算再難走的路，我都不會是
一個人走。原來，寫自己的生命故事，也不會是只
有我一個人和上帝一起寫！而是大家一起寫出來
的！

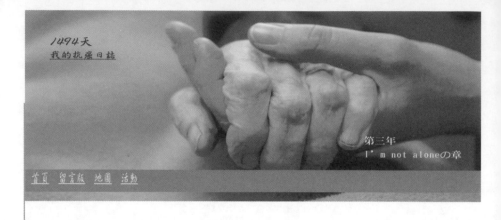

1494天
我的抗癌日誌

第三年
I' m not aloneの章

首頁　留言版　地圖　活動

2008.03.01　　　人氣｜回應｜推薦｜收藏　　　　　上一篇｜下一篇

成長的代價

　　2008 年的開始，我過得很快樂，正當我發覺自己好像每天都很 high、很開心之際，挑戰就悄悄地來臨。

　　好似無憂無慮的孩子終將長大，學習去面對問題、去承擔責任，並學著為自己和別人負責，不能一輩子當小孩子，要長大。**亦像孵育中的小雞，當牠發育成熟即將破殼而出時，你若好意出手幫牠打破蛋殼，助牠一臂之力，挪去了牠的困境，卻往往會害牠失去生命。**

　　最近的我，感受到兩次情緒的起伏。第一次事件的發生讓我心情很糟，很不開心，我的理智上覺得這並沒有什麼，完全可以接受，但情緒上就是很不 OK，甚至無法馬上平復過來，所以我選擇離開那個環境，安靜一下。而後來我發現，這件事只是壓死駱駝的最後一根稻草，情緒來自於我一直猶豫不決的問題，讓我看清了自己內心的真正想法，並催促自己不要再逃避，該面對了。

　　第二次的事件原由我今天沒有住院的後續發展，我又不開心了，只是這次的主角換成我的家人。我很難過，但當我想要表達我的感受，一連打了兩通電話給其他家人，得到的話都是「沒有關係！」「那有什麼關係！！」說真的，我一點都沒有得到安慰，我只是在表達，我沒有你們想像的這麼獨立，有時候我是很需要

你們的。我不想成為家裡的負擔，所以並不常表達我對家人的需求，而有時候那僅有的需要也得不到時，我會很難過。然而難過時，看著自己面對的事情眼光都不同了，突然每一件事都變的好艱難，只看得到痛苦的一面。看著自己遠離家鄉，獨自面對疾病，而家人不在身邊，這一刻我感到難熬的孤寂。事實上我並不孤單，我有很多愛我的朋友，但有時候是無法取代親情的。

「沒有關係！」「那有什麼關係！！」……

有沒有人可以體會我的感受？！那「沒有關係」的感受。

有沒有人可以瞭解我現在「正在」面對的所有問題，我告訴你，對我來說所有的事情中，「生病」是最小的一條。有些事情，我無法說明。悶！！！還有些事情，我根本不知如何說明。更悶！！！我活在兩個世界中，其中一個世界無法瞭解另一個世界所發生的事情……。

有句話說，忘了是誰說的——**「你無法阻止飛鳥從你頭上飛過，但你可以阻止牠在你頭上築巢。」** 情緒是會發酵的，我該停止了，阻止這樣的「酵」持續變大。

上帝啊～幫幫我吧，我頭上有滿天的飛鳥，就算沒有築巢，也快被鳥糞淹沒了。Help～～！！Can YOU hear me？

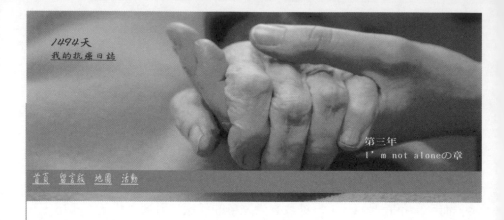

2008.03.02   人氣｜回應｜推薦｜收藏   上一篇｜下一篇

兩週年

今天 3 月 2 日，正是我生病滿兩週年的日子。兩年的時間，好像過得很快，也感覺發生了好多的事情，好像已經很久了。自從生病之後，我每年的生日願望都是——希望還能過明年的生日。還健康的時候，覺得這種願望是理所當然，沒什麼好許的，但生病後，能夠再過明年的生日是幸福，該感恩的事情。

回想這一年來，真的發生好多事情，在疾病上，再次經歷一次大手術；在信仰上，也經歷了多次血淋淋的爭戰；在工作上，決定暫時停職專心養病；在旅遊上，去了一趟巴里島和一趟聖地牙哥；在理財上，第一次開始自行研究買基金，目前報酬率還是赤字-0.45%；在交友上，多了幾位有革命情感的好朋友。其中又屬在疾病和信仰上有最大的突破。

未來的一年，希望在疾病上能夠更倚靠上帝，而不是靠自己的能力。而在信仰上，則希望可以讀完《聖經》一遍，今年三月二十日是我受洗滿三年的日子，而《聖經》到現在都還沒完整讀過一遍，真汗顏。在關係上，我希望可以學會愛人，對人不只是有愛心，還要加上行動，沒有行動的信心是死的，同樣的沒有行動的愛心也是空的。

最後，希望明年還可以過三週年生日。

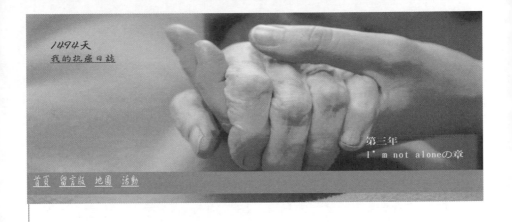

2008.03.11　　　人氣｜回應｜推薦｜收藏　　　　上一篇｜下一篇

承認自己的無能為力

　　一個月前，我做了胸部和腹部的斷層掃瞄，算是術後的 follow-up，報告早已經出來了。沒有在當時就說出來，是不希望大家虛驚一場。

　　報告指出一切都正常，除了心臟旁邊的一顆淋巴結有顯影，懷疑是腫瘤。老實說，從聽到報告至今，應該有三週了，我沒有為此擔心、心煩，甚至有過壓力。包括我前一陣子心情不太好，也跟這個報告結果無關。

　　當我剛聽到的時候，我心中第一個反應是「哇！在心臟旁邊ㄟ，好像不定時炸彈喔！不過，我除了乖乖做化療，我什麼也不能做。」我立即做了一個簡短禱告「人的盡頭，就是上帝的起頭。上帝啊～我將我的心再次獻給祢！都交給祢了！」由上帝在這件事上掌權作主。

　　憂慮是一天，快樂也是一天。事實上，我現在人好好的，如果我一直去擔心這些報告，我不只會失去本來可以開心的生活，憂慮還可能會帶來更大的負面影響。

　　我曾想過，我是否應該為了這「末期的疾病」來感謝主。就是因為它夠嚴重，**它讓我承認自己的無能為力；它讓我看見什麼是我真正的幫助；它讓我能夠毫無保留的在疾病上交託主；它讓**

我願意緊緊的抓住神。而這一切，都是因著末期的疾病，象徵著人的能力有限的 stage，讓我常常遇見神，並使我很快的學會將重擔卸給祂，信靠祂。

反之，在其他自己還能「do something」的事上，要將它交託神，有時候卻不是件容易事，因為總還是想先靠自己的能力做些什麼。通常這個時候，「交託」這功課就要花較久的時間來學啦。

所以，我該不該為了這「末期的疾病」來感謝神呢！？

【後記】

昨天我去門診，跟我的外科醫生提了這個報告，他看完報告後，就跟我說：「先不要太擔心這個報告，這個地方不是常復發的點，我們再追蹤看看，不要擔心。」

我當下微笑不語，真想回他說：「我沒有在擔心啊。」也希望愛我的家人朋友們，不要想太多，這回是連醫生都說不用擔心了。

將心再次交給神的 Chien。

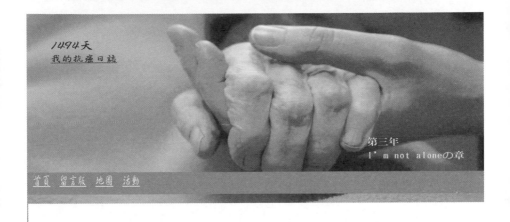

2008.03.18　　　人氣│回應│推薦│收藏　　　　　　上一篇│下一篇

上帝幫我燙睫毛

　　上回上帝幫我剪頭髮，讓我掉髮掉得有形、均勻，還像是去修頭髮一般。這回，上帝幫我燙了睫毛，不但如此，我的睫毛還比以前又黑又長又密。

　　為什麼會這樣？我自己也搞不清楚，我猜是化療的「副作用」吧。我聽過有人化療後頭髮掉光，長出來的新髮變成又黑又捲，我倒是還沒聽說過有人化療後，睫毛會變捲又變濃密的。早在兩個月前，我就發現了我的睫毛好像變捲了，一開始我還以為是自己睡姿不好，壓到睫毛，後來觀察，那有這麼巧的？捲的不但均勻，上睫毛剛好往上，下睫毛又這麼剛好往下，還有幾根睫毛真的是捲捲的 S 型，且還超持久，一整天都不會變直，我才猜測大概是化療引起的吧。

　　剛開始，我還擔心別人會以為我這麼愛漂亮，都在化療了，還去燙睫毛，於是我曾主動告訴兩、三位周遭的朋友，倒是從來沒有被人發現過，可能與我戴厚框眼鏡有關吧。直到這兩天，已經陸續有人發現，第一位發現的也是最厲害的就屬護士阿娟，她沒跟我講幾句話，就問說：「妳是不是化療有掉睫毛，然後又長出來了，變得又黑又翹？」真是不愧是護士，還真敏感啊。再來，又被另外一位護士發現，她是先覺得我的眼睛怪怪的，然後才看

149

出來有什麼不一樣。媽媽昨天在醫院照顧我，當我睡著時，她看著我的側面，竟也發現我的睫毛有些不同。出院後，到了實驗室，再被實驗室學姐發現，她是自稱自己的睫毛不長，所以會特別注意別人的睫毛，還直說很羨慕我這附加價值，並告訴我這絕不是「副作用」喔。

　　看來，紙包不住火，我就自己先招了，希望不要有人偷偷覺得我去燙睫毛或是畫眼線，這是上帝的傑作，剛好就做在祂寶貝女兒的眼睛上。

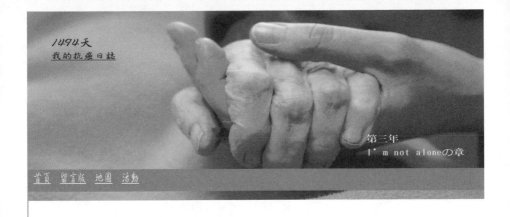

2008.03.20　　　人氣│回應│推薦│收藏　　　　　上一篇│下一篇

受洗滿三年

　　2005 年 3 月 20 日，正是當年的復活節，我決定受洗，今天剛好滿三年了，象徵著屬靈的年齡又大了一歲了。

　　受洗滿一年時，在信仰上還很嫩，剛好那一天是我動完手術出院得知罹癌的日子，我當時還滿腦子疑問，為什麼會發生這樣的事情；受洗滿兩年時，實驗室的同伴為我慶生，主要是在慶祝我抗癌滿一年，那時在信仰上，我覺得自己還是個孩子；當受洗滿三年了，我第一個感覺是，才三年嗎？覺得好像很久了。

　　回想這一年，自己在信仰上的成長算是跨越了一大步，因著經歷了許多事情，帶著快樂、難過、心痛、恐懼、憤怒、平安……等交雜的情緒，去面對一些大部分都沒有遇過的挑戰，感謝上帝，一步步引導我，讓我能夠平安地全身而退。

　　在這一年，我經歷上帝，只差沒有親眼見到，但祂是真真實實存在的；在這一年，我經歷了禱告的大能，好多困難的事情，透過禱告竟然立即改變了，因為上帝在告訴我「祂一直都在，祂愛我，祂從不放棄我。」祂在建立我對祂的信靠；在這一年，我多了好多同伴，這些同伴幾乎都是生病後才認識的，卻因著信仰，我們一起走過生命中的喜怒哀樂；在這一年，我更明白自己生命的價值，是屬於上帝，而非世界。

151

來年，我希望由上帝來當我生命故事的導演，而我是參與在其中的演員，和大家一起期待這個精彩的故事。

　　Ps.最近發現我和一位教會的妹妹 Ling 是同年復活節受洗的，一起慶祝我們的三歲生日吧！生日快樂。

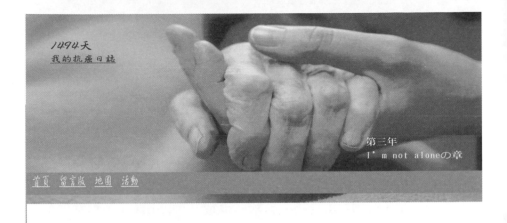

我的抗癌日誌

第三年
I'm not alone の章

首頁 留言版 地圖 活動

2008.03.24　　　人氣｜回應｜推薦｜收藏　　　　上一篇｜下一篇

我是健康的！

　　我是健康的，或者是說雖然我是個癌症病人，但我仍然能選擇「我要成為一個健康的人」。哇，這樣的信息真的是太棒了。

　　上週六早上八點，我到教會去上 101 生命建造課程，其中提到我們要做一個「健康、熱情、卓越、有影響力的基督徒」。在主日時牧師就常常勉勵我們要成為這樣的基督徒，所以我們對這四個名詞其實一點都不陌生，而在上課的時候，牧師還是請我們每一位先解釋一下什麼是「健康、熱情、卓越、有影響力的基督徒」。

　　我發現大家的解釋都稍稍有所不同，集合起來大約八成是正確的，有兩成是需要修正或補充的。

　　我記得我當時是這麼解釋「健康」的：我們要成為靈裡健康的基督徒，要有健康的自我形象，健康的心靈，而不是看自己身體的健康，因為如果只看自己的健康，那我不是永遠都達不到了。

　　我後來覺得很奇怪，為什麼我會這麼回答，但我還是感謝神，讓我有機會發現自己的問題，來讓牧者來修正。我發現我很容易在第一次聽到這些名詞後，看見自己缺乏的部分或是很棒的提醒，就會把焦點全部放在這個部分，久了就容易造成一些偏頗。我將牧師解釋的部分簡單節錄於下：

　　健康：包括身、心、靈的健康，若我們身體不健康，久了也

會影響心靈的健康，三者是互相影響的。所謂的健康並非指我們都沒有任何問題，而是我們不會被這些問題打倒。

熱情：是因為有神在我們裡面，就像是一個源頭，能夠源源不絕的供應，是由內而外散發出來的熱情。

卓越：我們在教會內、外都要卓越。在教會內，不是等人來求你，而是盡力地去完成神對你的託付；在教會外，在我們的生活、我們的工作崗位，我們也要盡力成為一個卓越的人。

有影響力：我們要成為對人、對環境有正面影響力的人。

當我第一次聽到卓越的解釋，我把焦點放在「工作崗位上要成為卓越的人」，這次，反而把我的眼目轉回到教會，在教會也要成為卓越，不論是在服事或敬拜上；然而，當我第一次聽到健康的解釋，我把焦點放在「心靈的健康」，而忽略了身、心、靈的健康，其實三者缺一不可。最寶貴的是，我聽到了一句話：**所謂的健康並非指我們都沒有任何問題，而是我們不會被這些問題打倒。**

哈哈，這真是太棒、太寶貴的一句話。誰說癌末的病人一定就是不健康，只要不被問題（癌細胞）所打倒，靠著上帝勝過一切的問題，解決一切難成的事，我就是一個健康的人。

我是健康的，我要成為一個健康的人。

【附註】星期六當天，為了上 101 課程，我七點多就起來，上完課近十二點又趕著去坐高鐵接駁車，搭高鐵回桃園，再請爸爸來載我去投票，這樣的事情又趕又累，因著聽見一句話，讓我覺得一切都好值得。

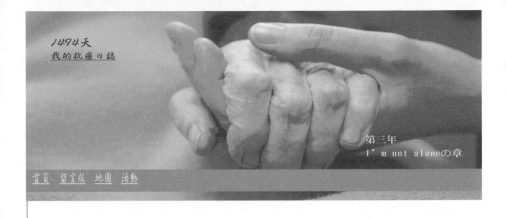

2008.03.27　　　人氣｜回應｜推薦｜收藏　　　　　　上一篇｜下一篇

要做幾次化療？

　　準備要做第八次化療前，催促我思考著，將會是最後一次化療了嗎？？昨天我回血液腫瘤科門診，決定了下星期一住院做化療，同時我也跟醫生提出說：「多做幾次吧，我的身體好像還撐得住。」

　　當一個多月前，腫瘤科醫生跟我說做八次化療即可，就開始聽到許多不同的建議，外科醫師希望我能做滿十二次，周遭的人也都幾乎建議我做完十二次的化療，唯獨我，遲遲下不了這個決定，心中暗自想著，頂多多個一兩次就好了。畢竟當我完成五次化療，要面對未來還有三次，還是七次化療，心中的感受是差異很大的，一個帶著倒數的喜悅，另一個則有些漫長的無奈。

　　化療，就像是個馬拉松賽跑，越到後面，不論心理、生理都會越來越累人的。感謝上帝，祂恢復我的疲倦與不適，就像是到了中點休息站，祂就使我重新得力，在上一次的化療大大減輕了我的不舒服，讓我有體力繼續下去。更感謝上帝，最近在網路上吸引了許多人主動願意為我禱告，甚至稱呼自己是為我守望的同工或代禱者，真的很令我感動，有這麼多人願意付上禱告的代價陪我一起走，我真的不孤單，謝謝你們。

　　「靠著那加給我力量的，我凡事都能做！」 你們是上帝賜給

我的祝福與幫助，透過你們的出現與禱告，讓我心中更堅定，亦更堅信上帝必陪我走完十二次的化療。

　　我決定做完十二次的化療！因為上帝是我的幫助，祂必供應我一切的需要，在祂的看顧之下，我必有夠用的恩典！

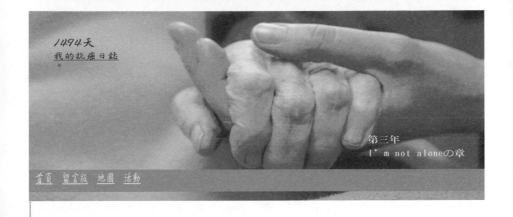

2008.05.07 　　　　人氣｜回應｜推薦｜收藏　　　　上一篇｜下一篇

生病才看見自己的幸運

　　第十次化療已經做完快十天了，遲遲沒動筆寫文章，因為出院後就被媽媽帶回家，媽媽趕著回去照顧剛出生的小孫女，及幫我大嫂做月子，因此，把我帶回家，她就可以一起照顧啦。

　　第十次化療一樣有著中獎般的幸運，每次有病房的時候，住院中心的小姐一早就會撥電話通知我，這一次等到十一點半了都還沒消息，打電話過去問，另一位小姐說承辦的人現在去吃午餐了，半小時後再撥過去吧，結果半小時後，是對方打來的（就是一直叫我去買樂透的那位小姐）：「千惠嗎？有房了，下午過來好嗎？我吃飯前還都是滿床，吃完飯後，就看見空出一間了，是 9C喔！妳真幸運！」

　　有時候好像習慣自己就是這麼幸運。等病房比別人幸運，甚至還曾以為病房本來就是這麼好等；有許多人的幫助，天上掉下來的貴人一堆；有很棒的教會，給我許多實質的幫助、關心和代禱；得到了超捲翹睫毛，也不是每個化療病人都有的……，還有很多因為「習慣」到忘記了的「幸運」。

　　罹癌真的是不幸嗎？

　　我怎麼覺得自從生病之後，我才真的敢說我是個幸運的人。常常想的反而是「Why me？怎麼會有這麼好康的事情發生在我身

157

上。」

今天聽到了一首詩歌「我的拯救者」，裡面的有一段歌詞如下：「如果祢賜下醫治大能，我必得著醫治；如果祢賜下奇妙拯救，我必得著拯救。」沒錯，因為上帝是我的拯救者、我的幫助、我的主，對於我的種種需要，只要上帝點頭，不論任何事情對祂皆如彈指般容易，輕彈一聲，事就成了。如果上帝賜下奇妙幫助，我必得著幫助！

感謝主，第十次的化療沒有上次那麼不舒服，但疲憊感還是很重、臉和頭皮又開始長些痘痘、舌頭也長了幾顆小水泡、睡眠的時間延長了。醫生說後面的治療確實會越來越累，要等到治療結束後，休養一陣子才會漸漸恢復。也就是說我要去適應一直會覺得累累的自己、腦袋有時候不太靈光的自己、體力不太好的自己、需要很多睡眠的自己……。不要對自己太嚴苛吧！

第十次化療，成功！轉眼間，下週一就要做第十一次化療了，相信畢業證書即將領到，嘿嘿，我一定要慶祝一番，很不容易呢！誰要一起來慶祝啊！？

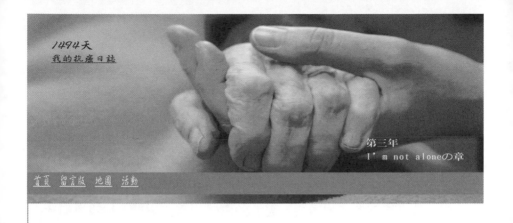

1494天
我的抗療日誌

第三年
I'm not aloneの章

首頁 留言版 地圖 活動

2008.06.09　　　人氣｜回應｜推薦｜收藏　　　　上一篇｜下一篇

化療 PartII 之十二（完）

　　第十二次的化療，已經在五月底正式結束了，感謝主，這一次很順利就完成了。爲什麼這次這麼晚才寫文章呢？因爲出院後，先是在家休養幾天，之後，就到牧師家住了幾天，和嬉榕一起陪伴楊姐（牧師出國去了）。還有個原因就是，最近好像比較沒有寫文章的感動，不知道是感動消失了，還是現階段有太多的事情比花時間寫文章重要！？有待時間來證明……。

　　上個星期我和楊姐去剪頭髮，距離上次修剪頭髮已經快八個月了，其中經歷過一次大手術，十二次化療，我很感謝我還能有頭髮可以修剪，這對我來說意義非凡。記得剛開始化療時，內外科醫師都分別告誡我，這次的化療不會像上次那麼輕鬆，噁心嘔吐會變嚴重，頭髮也會掉得比較嚴重，有可能會全部掉光。而化療前，我也得到了別人送我的三頂假髮。說真的，化療四次左右，開始大量掉髮，我真的曾經以爲我躲不掉了，該來的還是要來……（以光頭示人）。在化療第七次左右，我決定要參加教會暑假的花蓮短宣隊，並暗自希望上帝幫助我，使我的頭髮永遠都掉不完，讓我能夠有頭髮去參加營會。結果幾天後，海格牧師剛好來我們教會，第一天聚會後的特別禱告，牧師就說：「最近一直掉髮的人，到前面來，我要爲你們禱告。」我很興奮的到前面去，並感動上

159

帝聽見我微小的禱告，然而，其實我還是沒有足夠的信心，但上帝還是成就了這件事。我完成了十二次化療，感謝上帝，我居然還可以去修頭髮！

　　第一階段化療，我做了八次；第二階段化療，我做了十二次。這一共二十次的化療，我不需要頭巾、不需要假髮、從沒有嘔吐過、從沒有無法進食、從沒有停止教會聚會、白血球永遠高於4000、幾乎都能準時住到病房、每次都有溫暖的探訪、多了好多為我禱告的勇士……，我很感謝，我不孤單，因為我有上帝，還有大家。

　　上帝是我最大的幫助！

　　十二次圓滿結束！：）

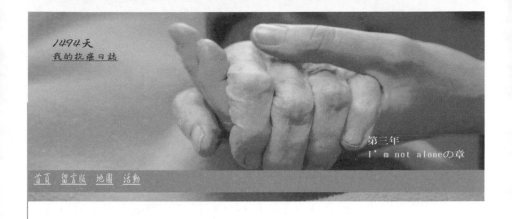

1494天
我的抗癌日誌

第三年
I'm not aloneの章

首頁 留言版 地圖 活動

2008.06.20　　　人氣｜回應｜推薦｜收藏　　　上一篇｜下一篇

對上帝永遠有彈性

　　印象中從小（約莫高中開始）我就希望自己不要太早對環境「習慣」，讓自己太早就定型了，我期許自己在年輕的時候，能夠多些勇於冒險和願意接受改變的心。我不希望自己因為過於熟悉一些環境、人、事物，而把自己給侷限了，待在自己的「舒適圈」，不願意走出來，甚至是不願意改變。

　　以前的我，不知道什麼是認床，到哪裡都可以睡，家裡的床、同學家的床、地板、沙發、旅館，隨便睡都可以睡的很好。現在的我，只認台南的床，連回中壢睡自己的房間，都會有點不習慣。

　　以前的我，很愛玩，機動性很高。常常臨時朋友邀約，我就可以馬上帶些簡單衣物到朋友家或是出門玩個兩天一夜。現在的我，要考慮很久，擔心睡不好、吃不健康、搭車太累或是影響聚會。

　　以前的我，很愛旅行，尤其愛那種不要有太多規劃的自由行，連考研究所都可以順便來個環島之旅，真懷念。大學時期還有曾因為考國考及玩系學會壓力太人，我就開始默默規劃自己的旅遊，到個沒人認識自己的地方，等到行程確定且快出發的時候，我才告訴同學，當時去的分別是加拿大及西澳遊學。其他還曾到過大陸看桂林山水甲天下、英國愛丁堡的藝術節、香港買東西及

161

吃東西、泰國畢業旅行、新加坡兩次半日遊、日本北海道吃秋蟹、巴里島也是買東西和吃東西、美國西雅圖和聖地牙哥參加國際會議……。然而現在，已經很久了，我都單只有旅行的慾望，卻沒有旅行的動力。

以前的我，會希望念不同學校，就到不同的城市去。所以我大一在北港、大二後在台中、研究所在台南，如果還有念博班，我應該還是會計畫換個地方。因為若是我都一直待在中壢（中壢有中原、中央和元智大學），我想我會一輩子都不想離開中壢；若我研究所繼續在台中，很喜歡台中的我，大概會開始思考要不要在台中定居了。結果，現在的我，在台南居然要邁向第六個年頭了，不時就有人會問我：「什麼時候要回家？」

以前的我，若要我去體驗不同國家的生活，甚至是長期的，我都很期待。現在的我，漸漸的喜歡上短期的玩玩就好。

以前的我，不害怕變化，接受計畫永遠趕不上變化。現在的我，越來越喜歡安定，在變化、動盪不安中，我渴望能尋找到永遠不變的事。

回想起來，這幾年自己確實有些改變，特別是這一兩年改變最大。在各方面，我都好像在尋找一個安定的地方，然後，自己的心就在那裡駐足、紮營，不想離開。在某些方面，這是不好的，因為我將會失去能接受改變的「彈性」，甚至會阻撓了生命中的成長與突破。我不希望自己小到生活習慣，大至個性、處事、未來都被定型，沒有了改變的空間！

NO～我不要！我希望永遠保有接受改變和塑造的空間，特別是對上帝。以前的我，可以接受自己和環境上的變化，為什麼認識了上帝，反而不願意改變了呢？上帝給了我永恆與安定，我卻拒絕祂的帶領？！當我口中禱告著，我願將自己完全交給祢，心

162

中卻對祢的一切帶領遲疑？！我怎能如此口是心非……。

　　親愛的天父，求祢挪去我心中的小信，讓我是毫無保留的將自己交給祢，當祢要求我往哪裡走時，我可以不遲疑；當祢要求我做什麼事情，只要這是出於祢，我就去做。求主幫助我，讓我離開我的舒適圈，幫助我全然信靠祢，縱使會遇到挑戰跟困難，只要一路有祢同行，我便堅持到底。感謝上帝垂聽禱告，奉主名求，阿門。

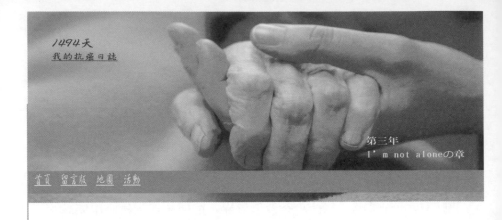

2008.07.17　　　人氣｜回應｜推薦｜收藏　　　　　上一篇｜下一篇

對阿爸的抗議

　　（抗議～抗議～抗議～！！！）

　　上週看完檢查報告，我和上帝吵了一架，還好一天就和好了；昨天聽完三個醫生的治療意見，我向上帝抗議，這樣的結果對我來說太殘忍了，這條路太難走，我快走不下去了！

　　昨天看完所有醫生，雖然遲到了，我還是去參加了教會的禱告會，我發現敬拜時，我唱不出來；禱告時，我也發不出聲。我思索著為什麼今天這樣，我還要來？！而後，我忘了禱告到那個事項，我終於開口向上帝說：「上帝啊～求祢幫助我在我極悲痛的時候，我依舊能為人代禱，幫助我！……」禱告幾句，我差點忍不住，準備嚎啕大哭，後來被我壓抑住了，但還是止不住淚水。所幸禱告會後，情緒有好些，也謝謝伊婷和時斌給我的鼓勵安慰。

　　今天我跟楊姐說：「當我這麼難過無法敬拜上帝，甚至無法為人禱告時，我還要去禱告會嗎？」她跟我說：「可以來，讓大家拉著妳一起敬拜，甚至妳唱不出來，聽別人唱都好。」我又跟她說：「我今天好像在跟上帝抗議，我在遊行，不過只有我一個人，勢力好單薄！」她說：「那妳可以準備大一點的旗子，搖旗吶喊，會明顯一點。」真是謝謝她的建議，不過，我還是只有一個人！有種想落人的衝動，壯大聲勢，讓上帝看的清楚一些！

Chien：「我今天在跟上帝抗議，不過只有我一個人在遊行，勢力好單薄！」（準備落人中……）

熊姐：「我應該不會陪妳一起抗議的啦，不過我也不會攔妳！」（嗚～落人失敗！）

（後來熊姐轉告熊媽我去抗議一事……）

熊媽：「我們不會跟妳一起抗議，可是可以完全體會妳的感覺所以會陪妳！」

（哎～居然連我去抗議都跟熊媽說！到頭來我還是一個人……去抗議）

這抗議遊行應該還會持續一兩天，希望有關當局（上帝爸爸）能快點出面說明，不然也要先解決我目前的需要——缺完全倚靠的信心、缺生命的勇氣。

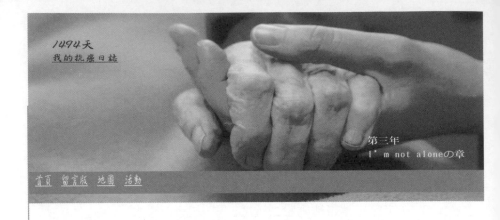

2008.07.18　　　人氣│回應│推薦│收藏　　　上一篇│下一篇

耶穌先生，有您的包裹！

　　今早起來，還在想著向抗議一事，突然就想到我要學電視上的「絕食抗議」，讓我想到我以前常疑惑為什麼要餓自己的肚子，來讓對方來重視自己的問題呢？又不是餓對方的肚子！這會讓對方著急著想解決嗎？！這是題外話。我在想自己該如何對上帝「絕食抗議」呢？嗯，應該就是拒絕吃靈糧，也就是拒讀《聖經》，因為這樣上帝或許會著急，因為我跟祂勢必就會疏遠，作為天父爸爸的祂會難過跟擔心，就會趕快來解決我的問題了！

　　但是，這有什麼好處？？！！

　　如果，上帝爸爸回應我了，而我卻因為和祂疏遠聽不見祂的回應，這是誰的損失？如同祂在和我說話，我卻摀住雙耳；祂對我伸出雙手，我卻閉上雙眼。這算哪門子的溝通！我應該要死命睜開雙眼，打開雙耳，離祂越近越好，希望不要錯過任何一個善意的回應！這才是良性的溝通啊！

　　看見大家的留言，我突然覺得我好像《聖經》中的癱子，而妳們就好像是那癱子的朋友，將我抬到耶穌面前，如同使命必達的 Fedex，拆了屋頂也要將我放在耶穌面前，讓我好感謝上帝，因為我有妳們！謝謝！

　　叮咚～！耶穌先生，有您的包裹！

166

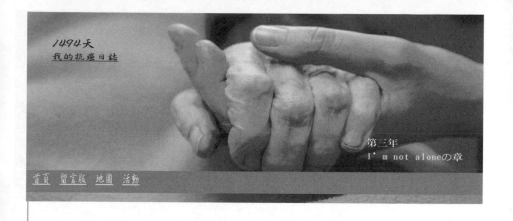

2008.07.23　　　人氣│回應│推薦│收藏　　　　上一篇│下一篇

請找售後服務

　　這個週日的主日結束後，我聽見楊姐跟一對新婚小夫妻詢問何時要再來「聊聊」，並說她是有售後服務的。（因為他們曾上過楊姐和鄭哥所開的婚姻輔導課。）

　　我立即想到那創造我們的上帝，可否有售後服務？！！於是乎就出現了以下的對話：

　　「親愛的上帝，我的身上的零件壞了，我記得保固卡上面寫著終身保固，我現在將她交給祢，祢一定要幫我修好她啊！」

　　「什麼？要我寄回給祢啊？」

　　「上週我已經寄最快速的郵件 Fedex 給祢囉！應該已經收到了，請祢再確認看看吧！」

　　感謝上帝，雖然我遇到很大的困難，我的腦袋還是可以像以前一樣常常蹦出一些笑話，有時候是很無厘頭啦，不只會冷到別人，也偶而會冷到自己。不過，這一次，這真的是我發自內心的禱告！

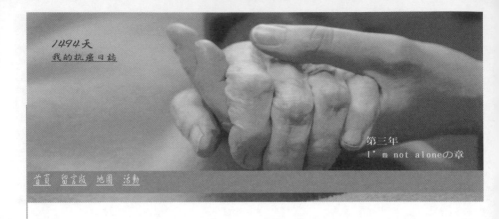

第三年
I'm not aloneの章

1494天
我的抗癌日誌

首頁　留言版　地圖　活動

2008.07.25　　人氣｜回應｜推薦｜收藏　　　上一篇｜下一篇

我好幸福

　　說真的，在這一兩週和上帝抗議的期間，我可以用理性知道上帝愛我，但是，我卻無法用感性去感覺到上帝的愛。謝謝上帝爸爸，就在今天，我的腦、我的心都完全接受到那份真實無比的愛，因為我在祢的眼中是那樣的特別、無法被取代、獨一無二的寶貝！

　　今天早上和嬛榕、楊姐一起讀經，讓我最印象深刻的就是摩西的順服，他聽從上帝的命令，帶領以色列百姓出埃及，要到上帝所應許流奶與蜜的迦南地。摩西帶領百姓在曠野中漂流了四十年，其間與神面對面相處，就像好朋友一般，也聽從上帝的一切命令與指示，唯獨一次，百姓們因為沒有水喝，又開始發怨言，吵鬧著說：「為什麼神要領我們到這曠野，使我們死在這裡……」上帝曉諭摩西說：「你拿著杖，把大家招來，並在大家面前命令磐石發出水來，水就會從磐石流出……」摩西聽從上帝的命令，拿著杖，招聚百姓，只是不是用口命令磐石發出水來，而是被百姓盧得很煩，很不爽的用杖擊打磐石兩下，許多水就流出來了。

　　對我來說，這是人之常情，人都有情緒啊，但摩西卻因為身為領袖，卻沒在百姓面前遵守上帝的命令，被重罰無法進入迦南地。要是我一定會在那邊鬧，我辛苦了大半輩子，居然上帝說好

168

要帶我去的迦南地就在眼前，我卻無法去！？對於之後上帝交代的事情，我也可能會因此而不想做，或隨便做做。但是，令我驚訝的是，摩西沒有這樣，在他被上帝接走前，他盡心、盡性、盡力的愛上帝，因為他知道那未來的榮耀大過在地上的；那未來的居所勝過地上的居所，就算是迦南美地也比不上。我現在也好似在曠野中，而我可以自己決定，要當專心跟從上帝的摩西、迦勒或約書亞，抑或當個頻頻抱怨的臭小孩？！

中午的時候，剛好有機會和海格牧師一起吃飯，有一段話讓我印象深刻，他說我們無法選擇只有快樂的人生，因為人生本來就有喜有悲，而正因為人生有苦難、有悲劇，更讓人珍惜快樂的時光。這讓我想到一段《聖經》中的話：「在百般試煉中，都要以為大喜樂。」以前我曾認為，這段《聖經》根本強人所難，當人在百般試煉中，要小喜樂就很不容易了，或是能喜樂就很偷笑了，居然要大喜樂！然而，**我現在漸漸體會到，正因為有試煉、有苦難，更讓我體會到喜樂的甜美與精髓，那真的是大喜樂啊！**最後，他還鼓勵我交託自己，專心的跟隨耶穌，完全的信任祂。我們盡力做我們能做的，上帝做祂做的！不要去干涉上帝的作為，更不要去質疑上帝的決定。

頓時，我已經悄悄決定要結束和上帝之間的抗議行動。

晚上又跟鄭哥和楊姐一起去高雄參加「頌泉同學會」，在他們當中，有人是參加過兩天的聚會、兩週的研習會，甚至有人遠渡重洋到加拿大去參加兩個月的聚會。其實我沒參加過頌泉，當他們要每個「同學」輪流站起來分享時，我心一驚，想說這果然不是閒雜人等可以來的地方，不過，後來我還是鼓起勇氣分享，我說我是「影帶班」的，就是只看過 DVD 的「同學」，我也分享了其中最讓我受益的講道，教導我去辨別並對抗謊言。沒想到，

大家對這個只看ＤＶＤ的「同學」好像頗有印象，還有人說我真是幸福，只要在家裡看ＤＶＤ就能夠有收穫。

　　當我聽到其中一位阿姨的分享，她感動的提到之前她參加兩百多人頌泉的聚會，Donna 居然唯獨挑選她來示範天父的愛（Donna 會在講道中，一直將她抱在懷中），她在現場領受到上帝的愛，回去之後，她的生活有很大的改變，她好似變了一個人，和婆婆關係也和好了。我聽完她的分享，就跟楊姐說「真好，我也要！」嗯……，結果事情真的這樣發生了，Donna 分享到一半，她就走下來，站到我身旁，為我禱告，並抱著我（羞～），在我耳旁說上帝很愛很愛我，還要大家為我一起禱告。

　　在這一刻，我知道我和上帝已經和好了。因為祂一直都在，且祂深愛著我。

　　會後，我去找 Donna，我跟她說我要回應她的擁抱，我還跟她說聲謝謝。因為在今天以前，我覺得上帝好像不理我了，就算我想盡辦法要讓祂看見我，祂依舊不作聲，直到今天，一整天下來，我感覺到上帝豐盛的愛。是那樣溫暖的、真實的存在。

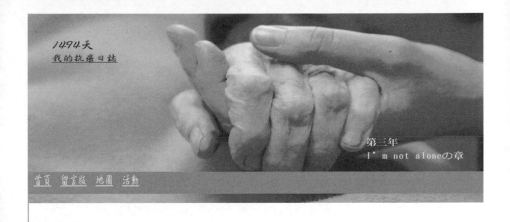

1494天
我的抗療日誌

第三年
I'm not alone の章

首頁 留言版 地圖 活動

2008.07.29　　　人氣｜回應｜推薦｜收藏　　　　上一篇｜下一篇

又要開刀？！

　　好久沒有上來說說「身體」的近況，有一部分原因是檢查報告沒有很好，我不知道該從何談起，可能文章寫兩、三句，就會寫不下去了。然而，現在問題還是存在，不過感謝上帝讓我沒有低潮或難過太久，祂總是適時地拉我一把，讓我又可以重新展開笑顏。

　　自花蓮福音隊回來，我去醫院做了身體檢查（正子檢查），隔天楊姐陪我去看報告，報告顯示我又復發了，不過，感謝主，只有在一個地方，發現一個小腫瘤——直腸旁 1.2 公分的腫瘤。但由於當天一起床，我就開始莫名的恐懼，害怕我未來的生活是不是就一直在這恐怖的漩渦之中，不停的開刀，來換取更多的生命。於是當天我寫下了「神啊～告訴我生命的意義！」這一篇文章。

　　那一天，我一連看了四個醫師，第一個是和我說正子報告的核子醫學醫師；第二個血液腫瘤科醫師，他建議我做放射治療（傳統放射或螺旋刀），把那顆腫瘤解決；第三個是外科醫師，他建議最好能做放射（電腦刀）、再則做化療、手術則是最後選擇；第四個是放射科醫師，他跟我說要做傳統放射或電腦刀應該都沒有問題，不過他要先和他的團隊討論我的病例，下週再給我答覆。

171

當我調適好心情，又過了好幾天快樂的日子，我又來到成大醫院回診，聽聽醫生的說法。結果，放射科醫師跟我說：「電腦刀執行上有困難，無法做；一般傳統放射，不是很建議，但是妳要做我們還是會幫妳做！」外科醫師說：「我想了想，還是開刀吧，要全開喔，因為怕腸沾黏，無法只開很小的傷口！」血液腫瘤科醫師聽到以上醫囑則建議：「去問問看螺旋刀吧！它可以非常精準定位，一層一層電燒掉妳的腫瘤！只是價格不便宜！」

　　啊～又是開刀，治療方向又指到開刀，我一聽到開刀，嚇的腿都軟了，如果可以選擇，我希望不要做這麼殘忍的治療，又是開膛破肚三、四十公分的傷口，我害怕……！於是那天起，我開始向神抗議，寫下了「抗議」這篇文章。

　　在經過幾天的沉澱，我的心情又恢復一些，也預約了去台北新光醫院做螺旋刀的諮詢，我心裡已打算如果可以就花這一筆錢吧，先把那顆礙眼腫瘤除掉。幾天後，媽媽和哥哥陪我一起去新光醫院，醫生看完我的報告，他的建議是「全腹腔照射，因為我轉移過太多地方，而且我必須要照很多次！這樣比較有預防效果！下週來做電腦定位，最快再等個七到十天後就可以開始治療！」我聽了傻眼，居然要這麼浩大工程？胸腔以下全部照射放射線？我的身體撐的住嗎？有多少器官可能會損壞？會不會像過世的外婆一樣，把腸子給照破了？我經歷了這些，我就可以平平安安的活下來了嗎？還是，其實我不是死於癌症，而是死於這些治療？這些永無止盡痛苦與折磨的治療？！！

　　以上是我內心所害怕的聲音，我帶著沮喪、恐懼、不安、難過的心情又回到了台南，和楊姐討論的結果是我要多花點時間禱告，禱告到心裡平安為止，先不要急著做決定。本來今天是我要去新光醫院回診的日子，我將它取消了，我打算再多聽聽其他醫

師的建議，並聽聽上帝的聲音，再做最後決定。

　　如果你（妳）是基督徒，請你們為我禱告，讓我能選擇上帝要我做的治療方式，可能不是最輕鬆的那一條路，但是，一定是一條最有上帝恩典與保守的方式！

　　如果你（妳）是我的朋友、甚至是好友死黨，你們一直有在潛水看我的文章，這個時候，就是你們浮出來為我打氣的時候了，我需要你們的關心跟鼓勵。我知道你們都一直默默的關心我，但是現在，我需要你們行動上的關心，留言、簡訊、電話、e-mail，陪我一起走過荊棘路好嗎？

　　謝謝大家，也謝謝最愛的上帝。我終於把這篇文章寫完了！

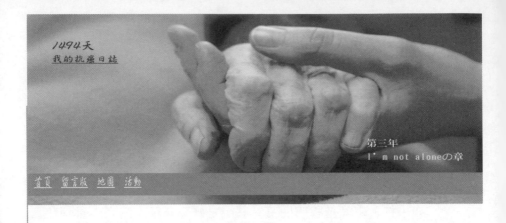

首頁 留言版 地圖 活動

2008.08.13　　　人氣｜回應｜推薦｜收藏　　　　上一篇｜下一篇

I'm not alone！

　　今年教會的年度目標是「2008 年，我們要成為有生命故事的人」，記得去年底，我剛做完第一次化療，臉上長滿痘痘，五官還有點腫腫、變形的感覺，嚴重要住院打針、吃藥一星期。我現在常常用「毀容」來形容我當時的臉，那時，我也只想要每天躲起來，停止一切社交活動，把治療撐完就好了！當牧師提出這個年度目標，我其實一點興趣也沒有，甚至覺得「牧師啊～你這樣有點太強人所難了吧！」

　　但這樣的想法，就在我出院的那一天，參加了跨年禱告會，我的想法、心境、心情突然間就轉變了，我記得當時我寫下了這樣的文字：「所有的痛苦都不能白白受，我要哀怨的躲起來，自己去過醜醜的一年，還是勇敢的走出來，讓上帝在我的生命中做事，讓我的 2008 年成為很激勵人的美麗故事？我選擇後者。：）」

　　後來，我得知教會計畫要去花蓮福音隊，心中大有感動，主動向師母報名，還跟師母說這是我今年最想要做的事情，但是，她還是拒絕我，擔心我的身體狀況不允許。感謝神，後來藉由大家的禱告，我跨出了教會的第一次，也是我自己的第一次，在籌備福音隊的過程中，有很美好的回憶與突破。

　　本來想說我今年要寫的生命故事，最精彩的已經寫完了，「不

料」，緊接著我就發現腫瘤復發了，原來，我的故事還沒完呢！真正精彩的還正在後頭！

知道身體復發的同一天，我參加教會的禱告會，一進去，牧師正好又提到「希望我們教會和每一位弟兄姊妹都能寫生命的故事……。」我忍不住，低聲的回應：「可不可以不要再寫了！」為什麼我不可以多寫些參加福音隊的故事，當中也很多犧牲和辛苦，也一起經歷上帝，為什麼我還要寫這種令人膽顫心驚、媲美恐怖片的限制級故事！？

我並沒有馬上得到答案，不過上帝立即安慰了我的心，讓我不憂慮、不焦急、不害怕，能夠平靜的面對這件事，甚至還可以每天過的開開心心的，一點都不像面臨復發的抉擇之路。前幾天，我還覺得自己是不是太快樂了，怎麼每天心情都這麼好，還問師母：「我怎麼會這樣？我怎麼了？我不是應該要憂慮嗎？」只聽她回覆了一句堪稱她的口頭禪：「感謝主！」就告訴我，誰說一定要憂慮，感謝主讓我每天都很快樂！^^

生病後，有件事很奇怪，就是常有負面思想會告訴我「妳很孤單！在孤軍奮戰！」、「沒有人瞭解妳所受的痛苦！」、「離開人群吧，他們不瞭解妳，也幫不了妳！」……。常常要去對抗這些思想，縱使這些常是謊言，真實的是「這謊言」想要帶我走入真的孤獨，謊言是假的，但這些意圖卻是真的！

在上週的禱告會，我們大家一起牽起手，圍成一圈，一起禱告。我記得師母的禱告安慰了我——我們每個人都在寫自己的生命故事，但是，沒有人是可以一個人完成的，所以，你並不是孤單的一個人在面對你的困難，是大家陪著你一起面對！

感謝主，我不孤單，就算再難走的路，我都不會是一個人走。原來，寫自己的生命故事，也不會是只有我一個人和上帝一起寫！而是大家一起寫出來的！

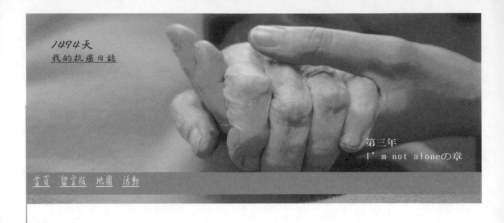

1494天
我的抗癌日誌

第三年
I'm not aloneの章

首頁 留言版 地圖 活動

2008.09.21　　　人氣│回應│推薦│收藏　　　　上一篇│下一篇

上帝不公平？給我較多的恩典？

　　今天有個同樣也是生病的人對我說：「因為妳比較善良，所以大家都比較會關心妳，上帝一定會幫助妳！……」並充滿怨恨和苦毒地抱怨著所有的人都不關心她、上帝也早已離棄她、她不配得這些、沒有人伸出援手來幫助她、她只能自生自滅……。

　　老實說，聽她口中描述的上帝，那位離棄她的上帝，和我認識的並不是同一位。我無法耐心地聆聽她不斷地抱怨、扭曲上帝。我覺得她根本不認識神，或許說，她應該要重新認識神！上帝是慈愛的天父、是我們的好朋友、是我們的上司，也像我們的情人，祂的角色不是「阿拉丁神燈」！

　　聽她口中對人的埋怨和苦毒，我很同情她，希望她早點放下這些深深扎入她的內心的毒針，讓自己好過一些，也讓人有機會幫助她。因為她不願意原諒、不願意相信、不願意改變、低落的自我形象，無形中讓自己拒絕了所有人的幫助，當然也包括來自神的幫助。

　　我問她，妳關心別人嗎？當別人有需要的時候，妳會不會付出妳的需要？她回答說：「我可以關心的人，好像只有妳。」嗯！讓我好好回想一下，上一次她關心我的時候好像是在去年十月，我準備要開第二次刀的時候。如果真如她說的，我是她唯一關心

176

的對象，我大概知道一點點，這是怎麼回事了。

她的問題主要包括對人和對神的不原諒、不相信、不斷的抱怨以及拒絕的靈。此外，**我們沒有一個人是可以永遠只有得到別人的幫助，而不付出的。**《聖經》上也提到「你用什麼量器量給別人，上帝就用什麼量器量給你。」這句《聖經》常常提醒我，不要一味的得到別人的幫助，要記得付出。譬如：當你希望上帝原諒你的過錯，那你也要學習去原諒別人的過犯。而當我喜歡且需要別人為我禱告時，我也要擔當為人禱告的責任。

生病前，其實我不太會禱告，更不會也不喜歡開口禱告，而偏偏生病後，我好喜歡別人為我禱告，特別那種開口可以讓我清楚聽到的那種禱告。於是我期許自己，可以成為能夠為人禱告的人，最好是也能開口為人禱告的那種。後來，我開始參加教會的禱告會，我起初的目的，並不是為了要讓大家在禱告會時能夠為我禱告，而是我想要學習為人禱告。但是，我還是不會、不喜歡、害怕還恐懼開口禱告，那怎麼辦呢！？不瞞大家，剛開始我都故意遲到，應該持續有好幾個月吧，我每次禱告會都遲到，因為我想要避開「一定」要開口禱告的時段，這樣就可以參與禱告會，然後又安全避開大聲開口禱告。其實，我內心真的很煎熬，我大可以不要參加這樣的聚會，硬去做自己不喜歡的事情，有點自虐的感覺。但是，我堅持下去了，現在已經穩定並準時在禱告會聚會有一年多了，我還在學習著當個好的代禱者。我要說的重點是，願意付出常常還需要付上代價。

另外，**當你身體或心靈強壯的時候，要記得去拉拉旁邊軟弱的人**；然而，**當你身體或心靈軟弱的時候，要記得說出來，直接說出你需要幫助及怎麼樣的幫助，因為沒有人會永遠是你肚子裡的迴蟲。**這件事其實我還在學習，我沒有說我已經做得很好了，

但是，我在進步中。我會告訴大家我需要大家代禱、需要大家鼓勵，當我面臨到困難的時候，朋友一句平凡的加油聲，也常常是我很大的幫助。朋友～若你現在正在苦難當中，你正在抱怨都沒有人瞭解你、都沒有人伸手幫助你、世界遺棄了你。停止這樣的抱怨吧～請聊聊你的難處與心情，讓大家有機會多瞭解你；請說出你的需要，讓大家有機會幫助你，並且要願意讓人來幫助你。

上帝不公平？祂給我較多的恩典？

嗯！我承認上帝很愛我。不是因為我比較善良，祂不偏待任何人，祂的愛都是一樣的。因為祂不會允許超過我負荷的苦難臨到我的身上，因此，祂賜下這些恩典、賜下這些幫助，為的是要幫助我能靠著祂度過這一切，並得勝有餘。

還有人覺得上帝比較愛我嗎？那……要不要我們來交換，換你是末期癌症、換你準備要開刀……，你要嗎？抑或，你有勇氣和別人交換你的人生嗎？

Stop complaining！It helps nothing for your difficulties！

【後記】

這篇文章是獻給我自己以及在苦難中抱怨都得不到幫助的人，就連我也常向上帝抱怨，不是不行，只是一旦演變成你對神、對人都充滿抱怨時，就是你需要改變的時候了，改變你的態度和眼光。

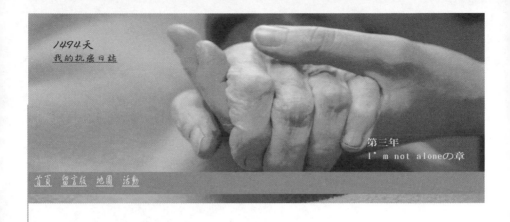

2008.09.23　　　人氣｜回應｜推薦｜收藏　　　　　上一篇｜下一篇

第三次手術前準備（運動篇）

　　最近除了騎腳踏車訓練腳力（目的是為了要訓練肺活量和希望術後可以提早下床）之外，我偶而還會去投投籃球機（為了要訓練手力）。大概從這兩週開始，平均一週會去騎兩趟遠一點的腳踏車，並投一至兩次籃球機。這樣的體力訓練應該不會太重吧！

　　兩週前，我的手腳肌肉真的是鬆垮垮的，沒想到經過兩個星期的運動，手腳的肌肉都已經漸漸成形。舉個最明顯的例子，我之前要搬我的小折（腳踏車啦）爬幾階樓梯，並抬進電梯中，真的像是耗盡我吃奶的力氣一般。而就在前幾天，我發現我已經可以比較輕鬆搬動我的小折了，進步真快呢！

　　這讓我想到上帝不只給我玩電動的恩賜（我覺得我玩電動比一般人容易上手）、看英文錯字的恩賜、也同樣給我運動的恩賜。我之前曾抱怨過，為什麼上帝不給我一些更有用的恩賜，譬如：輕輕鬆鬆就可以把書或研究做得啵棒、或是一些可以在教會服事的恩賜。會打電動、比人家會看英文錯字、有運動天分、會唸一點點書……，在教會一點兒用也沒有！！（我曾為此沮喪時的心情）

　　現在，我突然很感恩我的運動恩賜，上帝讓我在肌肉上比別人多「發達」了那麼一點，這居然幫助我更有信心面對我的手術。

179

本來我很擔心，我若切除了部分腹部肌肉，我的生活不知道會有多少影響。但在今天，突然讓我覺得我比別人多了那麼一點肌肉「發達」，說不定剛好可以彌補缺了的那一塊「腹肌」！哈哈～這麼想真是讓我心情愉快了不少！

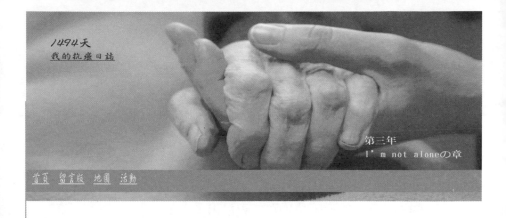

2008.09.30　　　人氣｜回應｜推薦｜收藏　　　　　上一篇｜下一篇

盲目的羨慕

　　最近有時候會不知不覺羨慕起別人的生活，好像看別人所擁有的比自己的要好。

　　羨慕別人可以自由的追逐夢想，出國唸書；

　　羨慕別人可以工作賺錢，成為社會的中堅；

　　羨慕別人可以盡情打拼，為任何事；

　　羨慕別人有好的健康，行動自如；

　　羨慕別人可以盡情洗澡、淋浴；

　　羨慕別人可以大聲唱歌，不用擔心疼痛；

　　羨慕別人要吃喝什麼，想到就可以去做，沒有顧忌；

　　羨慕別人不需要花時間在看診、住院、治療上……

　　再誇張一點，我甚至……

　　羨慕別人雖然也罹癌，但是狀況比我還好；

　　羨慕別人可以活到老年才生病，至少他度過健康的大半年；

　　羨慕別人有一堆的工作可以忙碌，忙到翻；

　　羨慕別人生活遇到挫折需要去突破（當然生病除外的一切）；

　　突然可以理解，為什麼每當我口裡喊著「我好累」、「好忙」、「又遇到@^#&$挫折」……等負面的情緒反應，楊姐總是常回答：「感謝主！」我之前覺得她太誇張啦，連這個都可以感謝主！現

在突然才明白，**我現在不是正羨慕當時我所擁有的，那怕是負面情緒或遇到挫折，只要我活著，這有什麼大不了呢！？**

原來我羨慕的是大家可以健康的活著，而不是真的可以做什麼事情！在我即將要臥床幾週的前幾日，我居然開始瘋狂羨慕別人，因為我的身體必須要短暫失去自由！

今天晚上參加教會的禱告會，上帝重新調整我的眼光，祂要我「活在當下」。**不要花時間去羨慕別人的生活，而忘了快樂的活在每個當下。**可想，有多少人羨慕我所擁有的一切、羨慕我的喜樂、羨慕我有上帝及永恆的生命。

就在今夜，我很盡力的大聲唱歌，就算會有點腹痛那又如何，我感謝主，我今天還能唱歌、還能跳舞、還能讚美祂！我就要盡一切力量盡情地讚美、活在當下！

禱告會快到尾聲時，我發現我的嗓子啞了，不過我的心情卻快樂了起來！

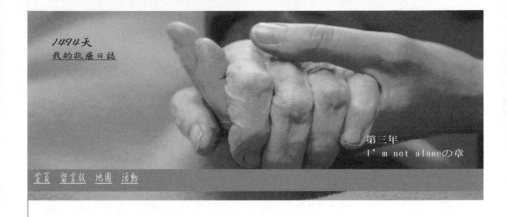

1494天
我的抗癌日誌

第三年
I'm not alone の章

首頁 留言版 地圖 活動

2008.11.02　　　人氣 | 回應 | 推薦 | 收藏　　　上一篇 | 下一篇

惱人的腰酸

　　每次經歷手術，都會嘗到因臥床過久引起的腰酸背痛，讓我在開始下床時，不只是因為傷口牽扯的疼痛，也因為腰酸背痛，腰桿子一整個直不起來。不過，這一次腰酸情形算是最嚴重的一次。

　　當我傷口癒合好些時（約兩週），媽媽就會開始幫我熱敷整個背部並佐以按摩一番，朋友來訪也常常幫我按摩酸痛的地方，一週之後，酸痛範圍就縮小了，侷限在腰的地方了，但這腰一酸痛起來，還真是令人難以招架。嚴重影響我的睡眠品質。

　　舉昨天為例，也大概是一出院就搭長途車回家，腰酸變成更加嚴重。昨天一出院，就搭計程車回宿舍收行李，收完再搭計程車到高鐵站，從台南搭高鐵回中壢，到了中壢站再由家人開車接回家。感謝高鐵的便利，總搭車時間約為兩個半小時。但是我早在搭計程車時，腰就因為路上稍微顛簸而難耐，更不用說後面的車程了。

　　昨天一回到家，我早已累的不想多說話，立即飛奔到我的床上躺平，休息了一會。後來，因為腰真的酸痛到不行，大嫂幫我按摩加熱敷了好久，才讓我能夠小睡片刻（她說還好我有好些，因為她已經按到沒力了！）。昨天一整天也沒有食慾，沒吃什麼

183

東西。

　　到了晚上，又酸痛到任何姿勢都不舒服，大嫂又來按摩加熱敷，晚點換媽媽接手，等到我酸痛減緩些的時候，已經晚上十二點多了，最後貼上酸痛貼布，然後就去盥洗準備睡覺。沒想到，剛刷完牙，就忍不住抱著馬桶吐了。吐完，拖著疲憊的身軀，就去睡覺了。兩點又再度醒來，接著一直輾轉難眠，不斷翻身，換姿勢，甚至換床睡，都不能讓我好些。直到五六點，我請媽媽再幫我按摩，按著按著，我才能又睡著半小時，接著再度酸痛到醒來。換個姿勢，再請媽媽幫我按摩一下，這次終於睡了一個小時，此時已經早上八點多了。

　　今天是弟弟訂婚的日子，醒來後平靜一下心情，我就開始換裝準備出門。很高興，在這麼不舒服的時候，我依然全程參加完弟弟的訂婚以及訂婚宴，身體也都在還能承受的程度，真的很感謝。

　　現在的我，仍在酸痛中，仍然沒食慾並且有點想吐，連講話都沒有力氣。

　　我好累好累好累喔……，上帝爸爸，救救我吧！

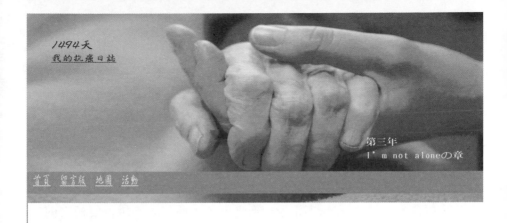

2008.11.20　　　人氣│回應│推薦│收藏　　　　　上一篇│下一篇

掰掰～人工造口

　　我是個幸運的人，一年前做了一個人工造口（即人工肛門），十一個月後真的接回去了。雖說當時醫生就說是暫時的，但每次直接問他我真的可以接回去嗎？他都還是會語帶保留地說：「要打開肚子看一下，才能知道。」

　　人是矛盾的，當我每天帶著人工造口，我天天想著若能直接使用上帝創造的肛門，那該會有多好。我就不用特意穿寬鬆的衣服，可以穿合身漂亮點的衣服；不用擔心活動的時候「造口袋」太過明顯，突出一塊；不用擔心不小心袋子掉下來，頓時尷尬地臭氣沖天；終於可以盡情淋浴，不用再克難地背部淋浴，前面擦澡的洗澡方式；終於有機會可以泡泡澡或是泡湯……。

　　曾經想過，如果我這一輩子都要用造口生活，我可以接受嗎？嗯，老實說，我很不願意。因此，我很感謝上帝，也感謝我的醫生，讓我回復到原來的方式。

　　然而，當我從人工造口轉而開始原始的方式排便時，我竟有點點懷念起人工造口了。當我還帶著人工造口，我不用擔心腹瀉，甚至我還可以安然睡覺，只要睡起來再去把袋子洗一洗就好了；當我還帶著人工造口，根本不會有一天上太多次廁所，小菊花會疼痛的問題……。雖然造口也有它的好處，我還是要大聲地向它

185

說掰掰！

　　當造口接回之後，因為我的直腸很久沒有儲存糞便了，所以只要有一點點糞便，就會有便意。一天下來，上個十幾次廁所是正常的，那麼小菊花疼痛也是難免的了。有時候跑廁所跑累了，我還會幻想著，是不是將近一年沒用了，所以一啟用就要把之前的全部補回來！？那麼如果過去十一個月，假設我每天需要上一次廁所，一共約三百三十次。以現在我平均上十幾次廁所來說，我只要一個月就可以把之前十一個月的份全補回來了。(OS：哈～還真無聊會去算這個！！)

　　人工造口的團體，自稱為玫瑰之友，我猜應該是將腸子拉出肚子外，有點像粉紅色的花瓣一樣吧。想當初，我剛開始成為玫瑰之友時，我應該適應了有一個月之久，我不習慣要如此的「親近」自己的糞便；我也不習慣它總是不按牌理出牌，想要排便就排便；我更害怕自己的身上會有異味。想要遠離人群應該是每個造口族曾經浮出的念頭，感謝上帝，上帝及時把我拉回來，讓我有力量勇敢面對人群，依舊可以過著快樂的生活。

　　記得剛做了人工造口約一個月後，我不再抱怨我的造口，也漸漸習慣它，並與它和平共處；十一個月後，我和我的造口和平的分手了，留下了五公分的疤痕和十一個月的回憶。掰掰～人工造口。

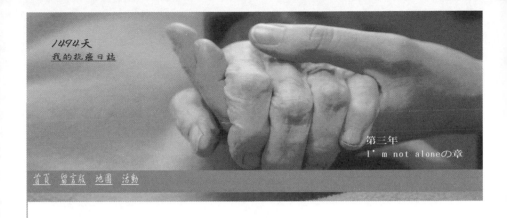

2008.11.20　　人氣│回應│推薦│收藏　　　上一篇│下一篇

簡單的幸福

　　上週和楊姐及嬉榕去高雄參加五天的特會，這幾天我有著許多「第一次」的回憶，讓我思想著最簡單的幸福。

　　我們住在教會旁邊的motel，這是我們三個人第一次住汽車旅館，當天洗澡的時候，看著浴室大鏡子反射出我身上的疤痕，我大叫了一聲，楊姐緊張地問：「怎麼了？」我回她說：「我看到我的疤好醜喔！」過幾天，我接到嬸嬸的電話，嬸嬸說她買了消疤藥要給我用。隔天，特會的講員對我說，我要天天對我的身體說：「我愛妳。」於是，楊姐說上帝聽見我的禱告了，馬上就有人送消疤藥給我，還提醒我要天天愛自己的身體，因為我們的天父依然深深愛著我。

　　住在motel的那幾天，我經歷了第一次盡情淋浴，已經一年沒有這麼自在了，真是既開心又感恩。那幾天，我還經歷了術後第一次自己洗頭，之前不是因為傷口就是因為腰痛而無法自己洗頭，出門在外，終於克服了洗頭的困難。回想到上個月剛手術完，｜幾天都沒有吃東西，連喝水也沒有，聽見他人咕嚕咕嚕的大口喝水，心中好不羨慕。當我因為腸子多處的手術，腸子的蠕動一直不佳，聽見阿姨在我旁邊，肚子像是要瀉肚子般的攪動，我也真的超羨慕的。如果我的腸子動了，就會排氣了，排氣了，我才

有機會開始喝一點點水，慢慢的才可以吃一點食物，有朝一日，當我口渴的時候，也可以大口咕嚕咕嚕的喝水解渴。

　　原來，幸福是這麼的簡單，能吃、能睡、能喝、能拉、能自己清理自己……。這簡單的幸福總是在失去後才覺得格外珍貴。

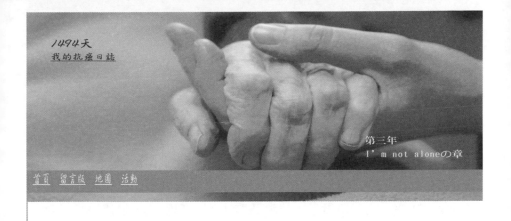

2008.11.24　　　　人氣│回應│推薦│收藏　　　　上一篇│下一篇

其實我是小孬孬

　　昨天是星期日，也是我們上教會參加主日的日子，更是我現在每週最期待的時候。早上楊叔叔特地開車來載我和大嫂去教會，到了教會，又見到楊姐為我預備好兩個坐墊，好讓我能舒服的坐上一個多小時，大家的貼心都令我很感動。

　　大概是因為剛化療完，又吃得不好（食量很小，又食慾不佳），導致體力很差。這次的聚會，我的身體狀況非常的虛弱，縱使我心裡很想，也無法站起來和大家一起敬拜，連一起唱歌的力氣都沒有，但在我心中是和大家一起歌唱舞動的。起初，我把手搭在千瑱的肩上，跟她說：「千瑱，我沒力氣唱歌，妳要連我的份一起唱喔！」聽著她在我耳邊的歌聲，想像著自己也在唱歌。

　　當詩歌唱到「因主已為我們成就一切，我們當從軟弱變剛強，貧窮變富足。」我心中有無限的感動，因為我是何等的軟弱，上帝卻可以讓我變成非常的剛強。後來，詩歌唱到讚美上帝，我全身無力地坐在位置上，用盡我最後的力氣開口做了個禱告，眼淚就久久無法停止。

　　「主啊，我現在的身體其實很虛弱，連唱歌敬拜祢都沒有辦法，但我仍要讚美祢，大聲的讚美祢，哈利路亞！因祢已應許我們將從軟弱中變剛強，主啊，求祢現在就幫助我，不僅身體得著

力量，更讓我的靈裡也得到剛強。天上的父親，我要得著這樣的祝福，求祢賜下天上的恩典，讓我的平安喜樂滿溢，至無處可容。阿門。」

但真正讓我流淚不止的是在我腦中盤旋的思想——我好虛弱喔，好像只剩一口氣息，我無法跟大家一起唱歌，無法敬拜、吃不好，體重又一直下降，身體越來越虛弱，我會不會就這樣衰殘下去、我竟然連說「阿門」的力氣都沒有、我會不會永遠無法再唱歌跳舞敬拜上帝、上帝喜悅我現在的樣子嗎？……

於是我持續禱告：「上帝爸爸，我真的好虛弱，求祢賜給我力量，那呼吸的力量、說話的力量、禱告的力量、行走的力量、一切生活的力量、信靠祢的力量、跟隨祢的力量……。上帝爸爸，我若只剩一口氣息，我該如何來敬拜祢？！」

似乎聽見微小的聲音對我說：「安息，在我的懷中安息吧！」

隨著回應詩歌唱著「一生不迷路」，歌詞句句唱入我心坎：

在我生命中，你是我心裡唯一的愛
我像個小孩，在你的胸懷
在我這一生，走過無數的坎坷艱難
如果沒有你，我該如何繼續
你雙手是我的幫助，再多苦也能站住
你的話引導我前途，使我走正直的路
引領我，使我不偏左或右
走十架的路，直到把你看清楚
引領我，使我一生不迷路
在你的光中，能把你看清楚。

我真的不知道，如果在這一路上沒有上帝，我會變成如何？想著自己當選抗癌鬥士，12 月 6 日準備上台北頒獎，是什麼力量讓我生病兩年多，因著自己面對癌症的心態與故事，就有機會接受總統頒獎？我若在科學上或其他領域努力，需要多少年才有機會在小馬哥手中接受獎座？

　　我看見並清楚自己的軟弱，明白我不是靠著自己的力量去面對疾病，如果是我的本相，我會看疾病為無法擊敗的巨人，我就如站在那巨人面前脆弱的蚱猛一般。但因著我有上帝，角色反而互換了，我成了那巨人，疾病反倒變成那單腳就可以輕易踩死的蚱猛。

　　在上帝面前，我是個很愛哭、又愛耍賴的小孩。但在人面前，上帝卻讓我從小孬孬變成抗癌鬥士。So amazing～！！Chien 的抗癌鬥士的榮耀是上帝的！

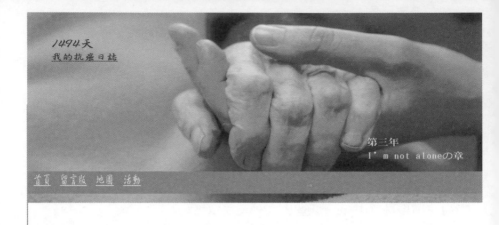

2008.12.01　　　人氣｜回應｜推薦｜收藏　　　　　上一篇｜下一篇

化療 PartIII 之一

　　第三次化療又開始了，這次打的藥還是大腸癌第二線用藥（Campto+5-FU），要打五十幾個小時，住院則需要四天三夜。第三階段第一次的化療結束也一週多了，算一算這應該算是我的第21次化療。

　　剛從高雄參加完特會，我在牧師家住了幾天，到了週一（11月17日）要住院的時候，師母楊姐就載我到醫院報到，因為當天報到的晚，來不及化療，因此延至週二早上才開始打，一直到週四下午才打完。這次因為弟弟11月29日結婚，媽媽需要在家裡幫忙，所以是由大阿姨下來陪我。起初兩天，因為腰酸的情形還很嚴重，我臥床了兩天，幾乎都在睡覺。主治醫師看了就照會疼痛科醫師來看我，隔日帶我去做電波治療（本來是要在痛點打針的，後來我選擇電波治療），治療後至今，我將近十天都沒有腰酸囉，真是效果顯著啊！

　　因為手術後腸道還是沒有恢復得很好，食量變小，還有點厭食，加上這次化療的過程，讓我的體重又掉了一兩公斤，身高一百六十六公分的我，已經低於五十公斤了。這次化療後的恢復也花了較長的時間，我第一次感覺到自己可以這麼虛弱；第一次體驗到每天大部分的時間都要臥床或躺在沙發上，因為我站不久，

也坐不久；第一次深深的體驗到，原來說話是這麼耗元氣，因為恢復的過程中，我常常到了傍晚，就沒體力了，晚上幾乎都沒力氣講話；我還第一次體驗到，我要付出更多的耐心，等待我的身體慢慢恢復。我更要感謝我的上帝，因為在這之前我已經化療二十次了，居然到現在我才第一次體驗這些。

　　出院後，換大嫂下來照顧我，等我的體力好些，我們就回家準備參加弟弟的婚禮。結果從上上週五出院至上週三，我的體力都還不太好，但敵不過家人日日電話的催促，我們週三就趕緊回家了。感謝上帝，高鐵上有很多的空位，讓我可以一路從台南躺著睡回中壢。更感謝上帝，讓我的體力在週五晚上突然變好了，結果到了週六婚宴尾聲，我竟然可以陪著弟弟和弟妹一起敬酒，席開可是近百桌呢！週六晚上也一直 high 到晚上十二點，真不知道我哪來的體力，呵呵，還是要感謝我的上帝！記得月初弟弟訂婚，當時身體狀況不太好，訂婚宴上的每一道菜都讓我反胃，我一口也吃不下；但前天弟弟結婚，雖然不是每一道菜我都能吃，我竟然每一道菜都想吃呢！這兩三天，是我手術後這兩個月來，食慾最好的幾天，看到食物漸漸可以恢復笑容，而不是皺眉吵著要人家拿遠一點，希望未來食慾還可以越來越好，早日讓我增加些體重，恢復我的體力與腸胃的健康。我要恢復原本活蹦亂跳的 Chien！

　　PartⅢ的第一次化療，終於成功落幕，第二次的化療即將在下午展開，我已經接到醫院通知，要我下午去醫院報到住院化療囉。

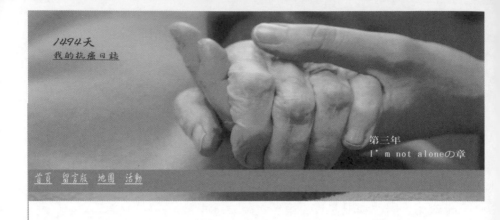

1494天
我的抗癌日誌

第三年
I'm not aloneの章

首頁 留言版 地圖 活動

2008.12.10　　　人氣｜回應｜推薦｜收藏　　　　　　上一篇｜下一篇

祝福與恩寵

　　最近應邀趕在最後一天交出一篇心得，是關於十一月初參與加拿大頌泉「祝福與恩寵」的一週學校，對方要求字數約兩百個字，當我著手開始寫，發現我才正要寫到主題就已經兩百九十個字了，字句精簡對我來說真是困難，寫兩百個字對我比寫兩千個字還要難，我直嚷嚷都是因為上帝恩典太多，說都說不完，一直想好好寫下這篇心得，因為身體關係，一拖也拖了快一個月，再等等吧，我已經寫完第一段了。

　　以下是我交出的兩百字心得，第一段是我寫的（花了一個下午，盡力了，我的功力只到這），第二段是宜玟學姐幫我潤飾刪減的，真後悔以前學生時代國文和作文沒有好好學，現在還來得及挽救嗎？

原版：

　　我，徐千惠，二十九歲，大腸癌末期至今兩年多，十月初剛動完第三次大手術，身體稍稍恢復，但還無法每餐正常進食、常腹瀉與嘔吐、腰酸而無法久坐，就出院參加今年加拿大頌泉「祝福與恩寵」的一週學校。感謝上帝，祂的恩典讓我的外表看不出來癌末，甚至還是剛開完刀的病人，當我每場聚會需要躺在會場

角落，枕著枕頭、蓋著棉被，看似很舒服的聚會，羨煞多少不知情的人的目光，唯有上帝，祂知道我身體的需要、心靈的飢渴。在這一週的聚會當中，上帝挪去我的恐懼、垂聽我的禱告、醫治我的疾病、指引我未來的道路，甚至透過 Donna，在上帝和 Donna 懷抱中，讓全會場三、四百人舉起禱告的手「祝福我活下來」，上帝的愛讓我真實感受到「我是祂最愛的寶貝」、「最棒的傑作」。

宜玫學姊潤飾版：

　　我，徐千惠，二十九歲，大腸癌末期至今兩年多，十月初剛動完第三次大手術，就出院參加頌泉「祝福與恩寵」的一週學校。感謝上帝的恩典，儘管身體未完全恢復，無法正常進食、常腹瀉嘔吐、且腰酸無法久坐，由我的外表卻完全看不出來。當我看似舒服地躺在會場角落聚會，不知羨煞多少旁人時，唯有上帝，深知我一切身體心靈的飢渴。在這週中，祂垂聽我的禱告、挪去恐懼、醫治我的疾病、指引我的未來，甚至透過 Donna，緊緊懷抱我，讓全會場三、四百人人舉手禱告「祝福我活下來」，上帝的愛讓我真實感受到「我是祂最愛的寶貝」、「最棒的傑作」。

　　這篇心得，獻給我的天父爸爸。

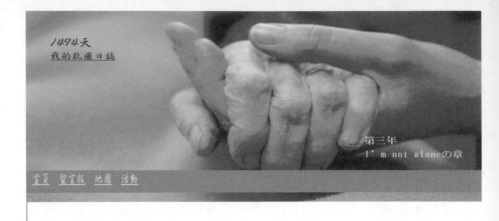

2008.12.15　　　人氣｜回應｜推薦｜收藏　　　上一篇｜下一篇

化療 PartIII 之二

　　第二次的化療至今也結束十天了，住院其間多半都在睡覺，食慾不是很好，四天期間瘦了二到三公斤。化療結束前一天，被安排做斷層掃瞄（CT scan），檢查結果並不是個好消息。今天預計再度住院，需要照會一些醫師來評估後續治療，並做第三次的化療。而現在的我還在家裡等醫院通知住院……希望有病房囉。

　　回顧我曾做過 PartⅠ 及 PartⅡ 的化療，狀況真的是很好，並沒有太大的不舒適，很辛苦沒錯，但不痛苦，其中的恩典也是不計其數。但從 PartIII 的化療開始，我覺得我又進入了另一個里程碑，另外一種體驗，痛苦指數漸漸加增了，更考驗著我對上帝的信靠——「到如今，耶和華依舊幫助我嗎？」

　　或許是十月初動的大手術，腸胃道需要比以往更多的時間恢復，但我的身體沒能得到充分休息，又開始打仗做化療，食慾不振讓我沒能做好彈藥補給，導致營養不足使得我的體重頻頻下降。最困擾的是不只生理問題，又增加了心理層面的挑戰。這兩個月住在醫院的時間比待在家裡時間要多，對醫院的味道已經呈現極度反感，特別是開始做化療之後，更是無法忍受，有時候吸了一口充斥消毒漂白水的味道，轉頭就可以把剛剛難得吃進的一些食物全部吐掉；有時候只是望一下點滴架，估計一下還需要注

射多久的時間，也讓我噁心難耐，立即作嘔。只要化療結束，我簡直一刻都不想待在醫院，嚴重的時候，甚至只要和人家提到化療兩個字，我就開始不舒服想吐。求神憐憫我，幫助我解除這心裡的綑綁。

昨天問了一位心理系的朋友，她說我被制約了。我問她該如何解除這樣狀況呢？她說要反制約，就是離開這個環境。問題是我無法離開醫院的環境，我必須要住院做治療啊。於是她建議我加添一些快樂的因子，平衡一下痛苦的感受，讓住院的不舒適可以減低些。不過她又告知曾有國外研究指出，一位爸爸為了幫助孩子克服對醫院的負面感受，就告訴他，當你一出院就可以去吃你最愛的冰淇淋，試圖幫助他的孩子。結果呢？這個小孩再也不愛吃冰淇淋了！哈哈～有這個前車之鑑，我的確會害怕我的「最愛」或「快樂因子」，會因為和醫院做連結而從此被我打入冷宮，再也不愛了。

這次的化療結束後，週六（12月6日）就要到台北頒獎，原本的我就很擔心體力無法負荷，結果我在週四預計出院的清晨開始腹瀉，早晨更是上吐下瀉，虛弱到住院醫師不讓我出院。後來休息一會，我覺得舒服多了，也不再上吐下瀉，我開始求我的主治醫生讓我出院，讓我可以在台南住處休息一夜，隔日再回中壢，週六早上可以有較好的體力北上。本來醫生不答應，最後，他拗不過我，心裡雖百般不願意，口裡卻說：「好吧！我妥協了，你出院吧！」得到這個答案的我，彷彿立即解除心裡的制約反應，馬上神清氣爽了起來！^^

最後，來說一下我的 CT 報告吧，這個讓我壓箱一陣子的報告，為了不想家人和朋友為我太過擔心，也希望可以和家人快樂地一起上台北接受頒獎。CT 的報告顯示，我的肝臟又長出一顆新腫瘤、

直腸附近也有看到腫瘤，甚至可能壓迫到輸尿管，讓我的左腎腫大。肝臟的腫瘤可用電燒的方式處理，直腸附近和左腎的問題，可能需要照會放射科和泌尿科醫師，再商討治療方式，在這一次的住院應該會有進一步的治療方向。

感謝主，打完這篇文章的同時，我接到醫院的通知了，這次住 8B 個人房。

Ps.謝謝大嫂連續兩次化療都下來照顧我，陪伴我。^^

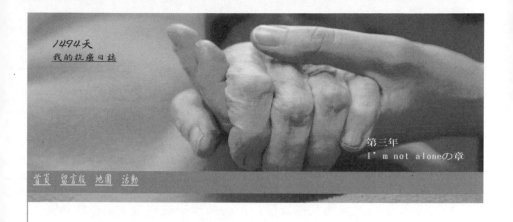

2008.12.23　　　人氣｜回應｜推薦｜收藏　　　　　上一篇｜下一篇

雙J導管手術

　　由於第二次化療的時候，醫生安排我去做斷層掃瞄，結果發現了腎臟有水腫的現象，原因是直腸附近的腫瘤壓迫到輸尿管，導致左腎尿液無法正常排出，因此，在第三次化療的時候，林醫師就安排泌尿科醫師為我做左腎輸尿管的「雙J導管手術」。

　　什麼是「雙J導管手術」？

　　雙J型的輸尿管導管，最早是在西元1978年被運用在泌尿科的領域上，如腎臟或輸尿管結石、腎臟移植、輸尿管阻塞、生殖泌尿道腫瘤及尿路分流或重建手術等。它的作用顧名思義是具有暫時取代輸尿管的功能，以維護單側尿路的通暢，維持同側的腎臟功能，並可促進輸尿管傷口的癒合。

　　一般可在內視鏡下操作，或者在手術中放置。而導管是如何維持在輸尿管中的呢？主要是利用導管的特殊設計，其形狀類似一長條的「S」型，利用兩端的勾起，分別勾在腎盂與膀胱內，以維持其穩定性。最多可放置三個月，需按時回醫院更換。

　　找在上星期一化療住院，星期二泌尿科醫師來探訪，並告知週三早上將做此手術，還訴我手術也有其困難性，以我的案例，成功機率50%，若不幸失敗，為了要保全左腎功能，可能未來會在我的左腎拉出一條管子，外接尿袋。

我聽完之後，心一沉，該不會告別造口袋，又要迎接尿袋了吧？！以後要像溜狗一樣，牽著尿袋到處走嗎？這怎麼遮的住啊！！（我心中越想越害怕……）

　　後來，楊姐、宜玫學姐、涓涓陸續來醫院看我，我也請了教會小組和一些教會朋友為我禱告，心漸漸平安之後，記得當林醫師來看我的時候，我竟大膽的跟醫生說「泌尿科醫師說我的手術只有 50%的成功機率，不過我的上帝說有 100%喔！」只見林醫師笑說「當我有 100%的把握，我也不能說 100%，我會說 99%！」此時我心裡想的是「He never fail！祂永不失敗！」

　　隔天，將近十點，手術房的人就推床來迎接了，我匆匆的在網誌上留下言「我去手術房了～」就被推到第十九號開刀房，第七台刀。當床推到手術台旁，我爬上了手術台，醫護人員細心的為我保暖，接著麻醉科醫師就來了。今天要做的是半身麻醉，要從脊椎注射麻藥，這可是我的第一次半麻經驗，我有點緊張的和年輕的女醫師說：「妳昨天跟我說，妳技術很好喔！」她回說：「對啊，妳要放輕鬆！」我又說：「要不要先來點笑話啊？」她說：「好啊！千惠，留下來，或是我跟妳走！（《海角七號》的劇情）」我笑說：「手術房很冷，妳應該準備溫暖一點的笑話的。」接著，她開始準備打針了，只有一點點痛及一點點麻的感覺，一分鐘後，藥物就注射完畢。後來，我的雙腳已經無法施力，兩位男醫師，一人抓住我一腳，放在腳架上，幫我捆繃帶（應該為了避免血栓吧！？），並做開刀前的準備……。過程中，我都是清醒的，真的有點小尷尬，後來有位護士問我：「會不會緊張？我打針讓妳不要這麼緊張好嗎？」我回說：「好啊，要幫我打鎮靜劑啊……」（zzzzZZZZ，我話還沒說完就迅速睡著了。）

　　醒來後，第一眼我看見了楊姐背影，我被推進了恢復室，護

士好像在跟楊姐說我的麻醉還沒退吧！感謝主，當麻醉藥退後，一眼張開可以看見熟悉的人，真的覺得好幸福。感謝主，聽說我的輸尿管因腫瘤壓迫，有點硬化了，不過手術還是成功了，上帝果然不失誤。當我的雙腳都可以稍稍擺動後，我就被推回病房，絕對臥床平躺六至八小時後，到了傍晚六點，才能起來吃喝點東西。隔天，拔掉暫放的尿管，排尿也很順利，我就這樣出院了。這幾天和這個雙 J 導管正和平共處中。

　　謝謝所有為我禱告的人，也謝謝老師、楊姐、大嫂在手術房外守候，大嫂第一次陪我動手術，她說她在外面一直發抖呢！她才等了一個多小時就這樣，真不知道之前十幾個小時，我媽媽和其他人是怎麼度過的啊？！

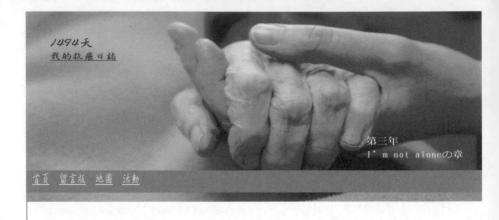

1494天
我的抗癌日誌

第三年
I'm not aloneの章

<u>首頁</u> <u>留言版</u> <u>地圖</u> <u>活動</u>

2008.12.29　　　人氣｜回應｜推薦｜收藏　　　　<u>上一篇</u>｜<u>下一篇</u>

化療 PartIII 之三

　　第三次化療時，我打心底害怕也想要克服所謂的制約反應，就是聞到醫院的漂白水味，或是望著點滴架，我都會想吐，甚至真的吐出來。這一次是住在 8B 的單人床，在這次的化療還會加打標靶藥物 Erbitux，就是那會讓我長痘痘及翹睫毛的抗體。

　　一住進病房，我就先去上病房中的廁所，過程中，我一直喊：「好臭、好臭、好臭……」，吵得大嫂叫我安靜點，結果換她進去，她也發現真的很臭，超級重的漂白水味，後來她就幫我用洗手乳把廁所都刷了一遍，還叮嚀我說：「下回我們自己帶薰衣草浴廁清潔劑吧！」由於我現在「敏感的體質」，現在住院都要自己帶枕頭套、棉被、上衣，再把會在醫院穿到的病人服用薰衣草洗衣精洗過，這樣就可以讓我的口鼻盡量避免接觸到臭漂白水味。嗯，感覺自己現在好像越來越難伺候了，我也希望自己可以隨和一點啊！

　　這次的化療，我很認真的在面對自己的制約反應，除了盡力把病房空間美化得比較「舒適」以外，我也盡量不去思想自己正在做化療，甚至盡量不要去看點滴架，如果不小心還是聞到味道或是想吐，我就趕快禱告，讓想吐的感覺趕快過去。結果啊～真的成功了！我前兩次化療被困擾的制約性問題，竟然在第三次化

202

療的時候被我克服了，真開心呢！希望在以後的化療，我也都可以勇敢的去克服所有的問題！

除了化療之外，這次還做了雙 J 導管的手術，記得手術後那天，尿袋都是紅色的，混著我的血液，看起來真的好恐怖喔！後來，我決定還是不要自己嚇自己，因為我並不會疼痛或有所不適，這一切只是正常的現象，如此而已。

出院後，我在台南休息了一週，除了參加台南的聖誕晚會以外，還有想要觀察自己的身體狀況。因為去年第一次打 Erbitux 的時候，出院沒幾天就回中壢，結果在中壢痘痘長滿臉和頭皮，連躺著睡覺都很痛，還發燒好幾天，回台南的時候已經有點遲了，在皮膚科住院住了一週，還打了一週的抗生素。結果上週三回中壢，週四就開始長痘痘，長個兩三天就已經變得很醜，心理已經有點不想出門了，我現在已經變成大花貓啦。

週日參加完高中同學的婚禮，晚上和全家人一起參加教會辦的聖誕晚會。因此，今天才從中壢趕回台南，然後直奔醫院報到，打上 port-A 針，抽了血，量了體溫後，才發現我發燒了。有點慶幸自己是回到台南才發燒，至少在醫院感覺比較安全，發燒表示免疫力比較差，醫生說要觀察一兩天，觀察發燒情形，也觀察長痘痘情形有沒有改善。

下午宜玫學姐打電話來，我跟她說：「我今天不化療了，因為我發燒啦！」她笑說：「哪有人發燒這麼開心的！」呵呵，我有這麼明顯嗎？晚上醫生來看我，護士小姐也說當我知道發燒暫時不用化療，超開心的。老實說，今天不用化療，我是挺開心的，主要是因為長痘痘情形還沒遲緩下來，就要打下一劑藥，我有點擔心。再來，可以在醫院寫篇文章，還可以跟朋友 MSN 並講講電話，真好！不過，我還是要低調一點，好像表現得太高興了，其

實我還是有點不舒服，臉和頭皮很癢，超級想抓卻不能抓，頭也有點暈暈的。

　　第三次化療，順利！希望第四次化療也要順利喔！

　　上帝爸爸，祢真的要讓我在醫院跨年嗎？

第四年——天使與微光の章

雖然現在還是在觀察中,還是要小心飲食,護士還是一直耳提面命我只能喝清流質飲食,肚子還是有點脹脹不舒服⋯⋯。而我感覺那黑夜終於過去了,我已經看見黎明的曙光。

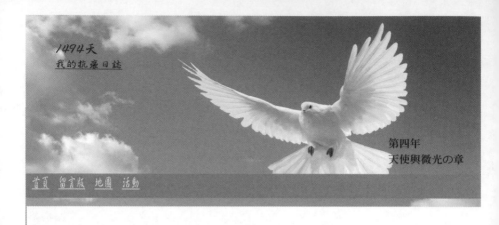

2009.02.17　　　人氣｜回應｜推薦｜收藏　　　　上一篇｜下一篇

蛻變，是刻骨銘心的過程

　　常常我會求神光照，讓我的視線不再昏暗不明，如同明眼人卻蒙了層布幔，看不清事實或看不見眼前的道路。

　　記得我曾經向神這麼禱告：「求祢告訴我未來的道路，我的眼前一片漆黑。」也曾任性的如此禱告：「上帝啊，這件事情好難，請祢告訴我該怎麼做，如果祢告訴我，我一定會照做的！……但為什麼我甚麼都聽不到……。」

　　我曾經這麼認為，有時候我不遵照上帝的旨意，是因為我不知道該怎麼做，因為「祂」沒告訴我。原來，我太看重我自己了，到現在我才發現，常常上帝給了我許多的提醒，而我也知道祂要我怎麼做，我卻硬著頸項執意照著自己的意思或情緒做事。原來，我除了要禱告神的光照，我還要求改變與選擇做對的事情的勇氣。原來，**上帝的光照是會痛的，因為看見了自己更多的不完美，更深的體會到自己的無能為力**。原來，當上帝的恩典臨到時也會痛，因為蛻變是讓人刻骨銘心的過程，只要熬過這個階段就可以看見美麗的未來，雖然痛但依舊有盼望。

　　親愛的天父爸爸，求祢幫助我讓我不至於迷失自我，不讓我自卑、也不讓我驕傲。幫助我學會順服，順服在祢與所有的屬靈權柄之下。也求祢幫助我有足夠的勇氣與毅力經歷蛻變的整個過

程，哪怕這段是充滿荊棘的道路，我也要勇敢向前行，求祢與我同行。天父爸爸，祢是配得一切讚美的，願孩子所獻上的感恩與讚美能蒙祢喜悅。阿門！

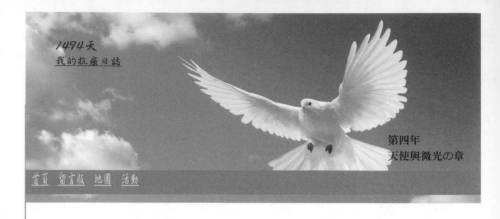

2009.02.28　　　人氣｜回應｜推薦｜收藏　　　　上一篇｜下一篇

I am Human

　　這週經歷了身體的虛弱，連續躺在床上或沙發上好多天，坐不住，更站不住，別說是走走路或做做運動了。

　　每當我虛弱到好像我只剩下一口氣，我就會覺得好害怕，我怕我會就這麼虛弱下去，這是我需要面對的，化療的虛弱只是個過程。我感謝上帝，都化療二十七次了，我並不常有這樣林黛玉式的經歷。不過，我也該好好學習，當身體極度虛弱的時候，靈裡該如何依舊堅強站立，我不知道該如何做，上帝又再度告訴我：「你要安靜，知道我是神！」看來，安靜的功課，我始終學不完！

　　昨天坐在機車上，等待媽媽上樓拿安全帽，我在機車上虛弱的發呆，太陽好大好曬，但我無力躲開，曲著身體默默承受這樣的烈陽。突然腦中一個念頭閃過，一個聽到我的見證獲得激勵的朋友，經過我的身邊，看到這樣虛弱不堪，甚至還有點面帶憂愁的人竟是幫助他的人，他會不會覺得自己被騙了？！

　　晚上，我將這件事情告訴楊姐，她的反應是大笑一會，然後告訴我：「小姐！妳也是人啊！」

　　對！我不能忘記，我也是人，我也會吃喝拉撒睡，也會生病，也會低潮，也會犯錯。我能見證，只是因為我有上帝幫助我，而祂確實幫助我！

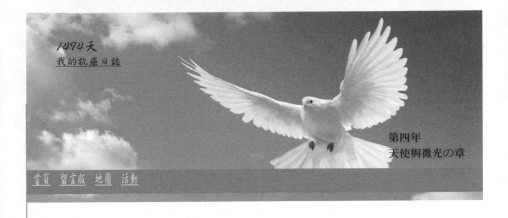

1494天
我的抗癌日誌

第四年
天使與微光の章

首頁 留言版 地圖 活動

2009.03.06   人氣│回應│推薦│收藏   上一篇│下一篇

小肩膀

　　我有個小肩膀，只能承受輕輕的重量，與小小的壓力，看起來好像很脆弱，風一吹就倒。曾經這個小肩膀可以天天肩扛十幾公斤的書或電腦而不喊累；也曾經喜歡攬一堆事情在肩頭上，自覺有能力承擔或能為別人做些甚麼。曾幾何時，因為認識上帝，她才發現自己的渺小；因為生病，她才真的覺得自己無能為力。在靈裡與生理上，現在她是貨真價實的小肩膀，過多的重擔，很抱歉，她扛不起，請交給耶穌；過多的行李，很抱歉，她也扛不起，請周圍的親友代勞。

　　親愛的上帝啊，我願獻上我的小肩膀，就像那寡婦獻上自己所有的兩塊銀，請祢不棄嫌。親愛的上帝啊，我的小肩膀能為祢做些甚麼，就算只是小小的責任她一也願意為你用，請祢差遣她。親愛的上帝啊，我的小肩膀有時缺乏熱情，請祢用熊熊的烈火點燃在她身上，讓她無時無刻都可以記得從祢而來的溫度。親愛的上帝，我的小肩膀可以變得不同、突破所有的限制，只因為有祢。

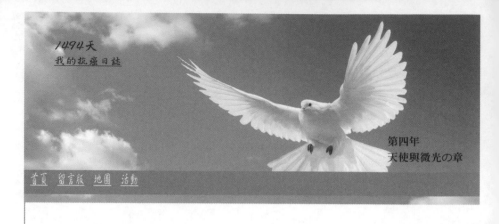

2009.03.19　　　人氣│回應│推薦│收藏　　　　　　　上一篇│下一篇

化療 PartIII 之七

　　第七次的化療是辛苦的一仗，感謝主，終究還是熬過來了。這次醫生看我的狀況不錯，就將 Erbitux 劑量從 600mg 調高至 800mg，出院兩天後，又再度到醫院用門診化療的方式，再打 400mg，一共 1200mg。之前一個月的劑量，在這週一次打完，讓我出院之後，躺了好久，體重又往下掉一至二公斤。感謝主，在這麼高的劑量之下，我的痘痘並沒有冒得很嚴重，我猜測是在這段時間我一直按時服用抗生素有些效用吧。

　　除了劑量提高，這次還發生些插曲，也讓我有點吃不消。住院化療時，護士將化療藥的注射次序打錯（止吐和抗過敏藥排在化療藥之後），讓我當天的腸胃很不舒服，吃不下東西，最後吃了一顆茂谷柑，沒想到還是吐了，可憐的茂谷柑從此被我打入冷宮，一出院後就不想再碰它了。另外，在門診化療時，護士將化療前要注射的抗過敏藥（Vena，一種對我很敏感的 antihistamine）少量稀釋在 5cc 的針筒，然後啾一下，五秒內就注射入我的 portA 中，我突然從氣管和血液中感覺到一股很嗆的味道，不自主的咳了起來，然後我整個人就攤在床上，陷入半昏迷中（這藥的副作用是嗜睡），好難受喔，連心臟都覺得痛痛的。我記得咳完後問護士：「這是甚麼？好嗆！」護士回答說是：「vena！」我用盡

全身的力量說了最後一句：「那妳打太快了。」就攤在床上。經過後來我的詢問，我以前打 vena 都是約二十倍稀釋，並用五至十分鐘的時間注射，門診化療的方式實在太讓我吃不消啦！！

在這次的化療也順便做了三個月一次的斷層掃描，結果依舊顯示在身體內還有兩顆癌細胞，一顆在肝臟一顆在直腸旁邊，好消息是有變小喔。我比較貪心吧，比較希望癌細胞可以直接消失或枯萎，所以剛聽到報告時，好像也沒特別開心，職業病犯了，還在心中 murmur：「小那零點幾公分，是有沒有統計意義啊！！？？」在自己的情緒過後，身體也漸漸恢復後了，才驚覺我要大聲的讚美我的神，因為表示藥物對我還有用，感謝主！！這份報告也可以幫助我再次申請昂貴的標靶藥物，替我省了大筆醫療費用，我的上帝是配得大讚美的。

辛苦的第七次化療，讓我癱在床上好多天，直到下次化療前夕，我都還沒能恢復好。預備第八次化療住院當天，我還在中壢，心中暗自希望今天病房全滿，讓我再休息一天，當我等到近中午時，我就請爸爸載我到車站去退票，改成隔天一早的車，因為通常這個時候還沒病房，就要等明天了。結果，當我喜孜孜的換好票，並享用完午餐，醫院就通知下午約三點會有房，我猶豫了一下，就決定還是不報到，因為就算我馬上趕下去台南，因為時間關係，我還是註定無法今天化療，那不如好好在中壢享受和家人的時光。這一天，雖然天氣濕濕冷冷，還飄著細雨，但哥哥載著我們全家人一起到復興鄉的「綠光森林」享受優閒的下午茶，佐著窗外的無限風光，好不愜意。

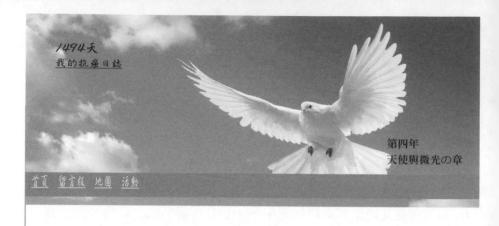

1494天
我的抗癌日誌

第四年
天使與微光の章

首頁 留言版 地圖 活動

2009.03.20　　　人氣｜回應｜推薦｜收藏　　　　上一篇｜下一篇

化療 PartIII 之八

　　第八次的化療，我睡了三天，睡到護士、醫生每次查房，我永遠都在床上，都在睡覺。起初，因為化療時的不舒適，所以我選擇能睡就盡量睡，但這次的化療，我覺得我好像得了嗜睡症一樣，不管誰來看我，我都暈暈的，有時候不敵睡意就又直接昏睡。這樣真的不是很好，活動量降低太多，幾乎都在臥床，筋骨會退化得很快，實在是應該改進一下。

　　最近幾次的化療期間，食慾都不是太好，平均住院幾天就會瘦個一到三公斤，但是這次我有很努力的吃，也加上這回是媽媽照顧我，她很愛我，只要我說出我要吃甚麼，她都會準備到我的面前。早上我說要吃白粥，她就一早騎車回我租屋處煮給我吃；晚上我說要吃哪家番茄鍋，她就走去那家餐廳買給我；出院後，我也每餐都跟她點菜吃。不僅如此，她還天天熬雞精、蜆精給我喝，讓我的身體恢復得比以往迅速，真是感謝媽媽。

　　越到後面的化療越是難熬，其實在這次化療出院當天，我的體力很差，一回到租屋的地方就攤在床上到晚上八點多才緩緩爬下床吃點東西，在心情上也是很低落，不停的和上帝吐苦水：「我好累，我受夠了這樣一直不停循環的化療週期，好累好累，永無止境的感覺！！我好累！！！！」結果，隔天（週六）我去參加

212

了教會的兩場特會，透過講員的講道，讓我再次決定用「信心」來倚靠我的神，相信祂必帶領我度過。一個很特別的經驗，因為在下這個決定時，我的身體還是很虛，也就是我的環境依舊難熬，但當我決定相信我的上帝並改變我的心情後，環境竟然迅速改變了。我的身體突然變得很精力充沛，心情當然是一直很愉快，食慾和食量也變得很好，在一天之內，我就體驗到不可思議的變化。直到今天，出院一週了，幾乎天天都有活動，我比平常還要早起，比以前能做還要多的事情，天天都很喜樂，我很享受這一週上帝賜給我的一切。

　　未來一週的行程也是滿檔，明天教會辦為期兩個週六的營會，後天主日完就要到醫院報到，週一要電燒肝臟，週二要化療，直到週五出院，週六則是另一天的週六營。哈哈，滿檔的行程，求神幫助我能如期並順利的做完每個治療，並能有好的體力與心情參加下週六的營會。這真的需要上帝的恩典才能完成！！

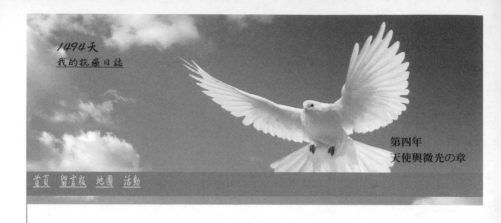

1494天
我的抗癌日誌

第四年
天使與微光の章

首頁　留言版　地圖　活動

2009.03.26　　　人氣│回應│推薦│收藏　　　　　上一篇│下一篇

我是無膽之人

　　昨天突然得知原來我沒有膽囊，而且是早在一年多前動第二次手術的時候就拿掉了，但是醫生一直都沒有告訴我。昨天去做腹部超音波，幫我檢查的小姐一直問我：「你的膽切除了嗎？」「有沒有人跟妳說過找不到妳的膽呢？？」我一律都回答：「我沒動過膽切除手術，應該是還有膽才對。」昨天晚上主治林醫師來看我，我隨口問了一下：「醫生，我的膽切除了嗎？今天幫我照超音波的小姐一直問我ㄟ！」只見他思考了三秒鐘，就回答：「嗯，應該是切除了，在上次切肝臟時就一起切除了。」我驚訝的回問：「醫生，那你怎麼沒告訴我啊？那我不是對油脂消化會有些問題！！！」他說：「對啊～！吃太油會拉肚子喔！妳會這樣嗎？」我回答：「咦！好像不會！可能我沒碰真的很油的東西吧！但是你也該早點告訴我吧！」他笑著回答：「我也沒膽啊！我有膽結石，所以我的膽也切掉啦！」

　　就這樣，我被迫接受我是個「無膽之人」，我也不怪醫生當時沒告知，因為我當時切除了一堆東西，他是真的致力把我的命給救回來，三年以來的醫病關係，也多了份友誼，他對我的照顧是沒話說的，也不時會搞笑一下，有別於初次見面的嚴肅面容。

　　同時我也感謝上帝，一年多的無膽生活並沒有給我帶來不

214

適，順便也可以提醒我遠離高油脂的食物，當個檢測的指標。除了健康飲食指標，還有另外一個好處，說出來大家可能會羨慕，就是我這輩子應該會很苗條，不然就是不會胖到哪去，因為一吃太油就會腹瀉，那這效果不就和減肥藥諾美婷有一點異曲同工之妙。呵呵，凡事感恩，多往好處想，日子會過得比較快樂。

　　也感謝我們實驗室的人，特別是 Sunny 老師，我話才剛說出口：「老師，我沒有膽ㄟ！」她馬上就笑著回答：「哈哈，我們一點都不覺得妳沒膽喔！」

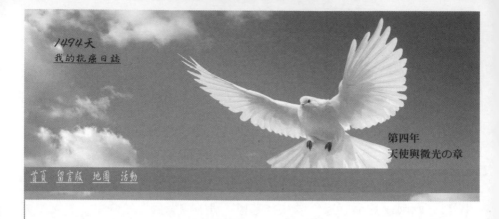

2009.03.27　　人氣｜回應｜推薦｜收藏　　　　　上一篇｜下一篇

順服與放手

　　學習順服一直是我的大功課，上帝的計畫始終是超越我們，順服有時候是相信祂始終掌權。這星期我學著放手兩次，第一次是知道我密集的治療行程有所擔擱，因為我發燒了，週二無法如期化療，那週六就很難參加營會了，我學著放手，因為自己可能要缺席。但週二晚上，醫生告訴我，這次化療取消，燒退了就讓我回家休息幾天，讓我眼睛為之一亮，那不就是說我很可能可以如期參加週六營啦！雖然我還是一邊預備著交接，找其他同工老師接替我的課，但我的心裡還是抱著希望，我一兩天就會出院了……。事實上，我的燒卻從來沒退過。

　　第二次學著放手則是在今天，本來以為昨天換了抗生素有些奏效，發燒的溫度已經降至 38℃左右，明天能退燒的機率就越來越高了。到了今天下午三點，我覺得有些頭暈，以為是午覺時間到了，隨手一量體溫 38.9℃，才知道又開始高燒了。過了傍晚，我甚至覺得我好像泡在溫泉當中，早已經過了我的極限，該爬出來了，而我卻一直陷在裡面，好熱好熱。跟頭幾天的感受完全不同，在這之前我是邊發燒邊喊冷，棉被要蓋兩條，手腳還要躲在被子裡。這次我是輕聲的請我媽媽幫我用毛巾敷額頭，貼心的她連冰枕都一起準備了，一躺下去，呼～～不冷，是涼快，就像有

人送了正陷在溫泉中的我一大杯冰涼飲料一樣，啾～～舒服！本來以為熱暈的我，可以藉此好好睡一下，但我躺了好久都睡不著，一直不斷思考下午和楊姐及嬿榕的對話、明天的課程，還有我和上帝爸爸的對話。

　　後來我想通了，因為我們是一個團隊，因此在這些課上我們有許多的分工，但當其中一位同工臨時出了狀況，馬上有人可以遞補上，這不就顯示我們是更好的團隊嗎？而要替代我的同工，上週上完了她唯一的一堂課，據說她前一晚緊張到睡得不安穩，當天更是緊張到前一刻。本來這週她應該可以輕鬆一些，但當她聽到我需要幫忙，本來計畫找她代半堂課而已，她居然一口答應可以上完一整堂，真是感動。我覺得這是當我們一起共事，面臨到「意外」，不同角色的學習，我要學的是放手與順服，而團隊要學的是應變與補救。謝謝妳，嬿榕，謝謝妳 cover 我！

　　在我想通之前，我承認我沒完全放手，因為我有遺憾，為什麼這麼好不容易，突破許多困難，從籌備一直到營會，都沒缺席，現在甚麼都預備好了，我卻不能有始有終參加完呢？！下午和楊姐通電話，其實我天天都在跟她拗只要我可以順利向醫生請假，就讓我去參加好嗎？答案當然 always 是否定的，她很堅持，我一定要退燒了才能請假。但我當然不放棄，拼命找理由，眼見要退燒難了，我這四天只有小燒跟大燒，就是從來沒有退過燒。後來她想了一下，問我一個問題，這問題我事後覺得她真是挖洞讓我跳，讓我不得不心服口服。

　　楊姐問：「如果今天是我或嬿榕發高燒，躺在醫院，妳會怎麼樣！？？」

　　我竟然傻傻不假思索立即回答：「我會說妳好好休息，這兒交給我！」腦中也閃過自己手正拍著胸脯的圖像。

嗯……我知道該怎麼做啦！

躺了五個小時冰枕，覺得透心涼便跳下床打網誌的 Chien

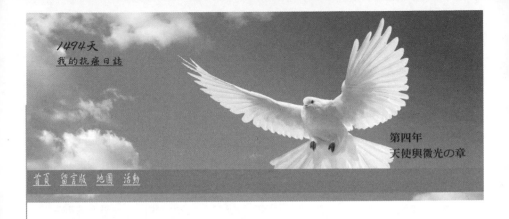

2009.05.02　　　人氣｜回應｜推薦｜收藏　　　上一篇｜下一篇

看見黎明的曙光

　　昨天做了上消化道攝影，不過因為我喝太少的顯影劑，導致影像沒這麼清楚，醫生說要等報告，看他們怎麼寫才知道狀況。回想起來昨天還挺有趣的，當檢查人員給我一小瓶顯影劑要我慢慢喝下，我才喝了一小口，當下就吐了，還吐了一堆膽汁出來，檢查人員就隔著玻璃用擴音器大聲說：「小姐！這個很貴的ㄟ，妳就這樣吐出來喔！！！很浪費ㄋㄟ！」我……也是千百個不願意啊！後來他們大概看我太痛苦，才喝了兩小口就讓我檢查，然後趕緊讓我回去休息。做完這個檢查後，我要提醒自己及準備要做上消化道攝影的人，帶顆糖或梅子去檢查吧，喝完難喝的顯影劑，趕快塞下糖或梅子，噁心感應該會減少很多。

　　昨天晚上我實在餓得慌，醫生同意我吃些布丁或蒸蛋，醫生一離開，我卻叫媽媽為我預備一小杯泡麵和一小杯牛肉湯，結果滿足的喝完了熱呼呼的湯，我的腸子好像開始正常些的蠕動，之後就開始跑廁所，感謝主～～！！終於腸子不是亂絞一通，然後讓我吐得脫水。這真是個好的開始，昨天也終於不用把床搖高二、三十度睡覺（因為更容易嘔吐），感覺舒服很多了。

　　今天一醒來，覺得自己有些元氣了，心情也好多了。雖然現在還是在觀察中，還是要小心飲食，護士還是一直耳提面命我只

219

能喝清流質飲食，肚子還是有點脹脹不舒服……。而我感覺那黑夜終於過去了，我已經看見黎明的曙光。實不相瞞，前兩天太虛弱，我覺得自己像是被囚禁一般，身體和心靈都被困住了，身體虛弱的無法動彈，心靈也低潮得不知幫助何時到來，不知這漫長的黑夜還有多久，說真的，這感受真苦。但當我昨天突然好轉後，有一個念頭進來，這一次是大家的禱告幫助了我，上帝聽見大家的禱告。我覺得好感恩，在我軟弱的時候，大家的禱告又再次將我托起；在我禱告不出口的時候，大家的禱告聲早已傳進上帝的耳中。謝謝大家陪我一起經歷，更謝謝愛我們的天父爸爸。

【註】：關於我沒吃東西，為什麼每天還可以吐一公升以上的東西？？！！

因為我們的消化液（包括唾液、胃液、膽汁……等）每天約分泌八公升，對於正常人不會造成甚麼負擔，但對於消化道已經阻塞的病人，這就可能會不舒服啦。所以，我雖然沒吃甚麼東西，肚子卻都還是有點脹脹的，因為連消化液都下不去，塞在腸道中，無法往下走，就往上衝（吐），就是這樣啦！！

Ps.媽媽請假啦～～

今天爸爸問媽媽能不能回家兩天，因為明天是阿嬤的八十四歲大壽，媽媽說我需要她陪，爸爸就建議媽媽說：「那妳寫張假單給她，跟她請兩天假吧！！」剛好小阿姨全家來台南看我，下午我就答應媽媽和她們一起回去了。畢竟爸爸都說話了。我這兩天就要麻煩台南的朋友多照顧些囉。

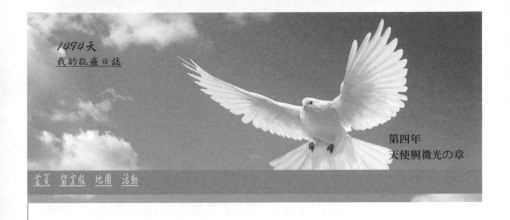

2009.05.08　　　人氣│回應│推薦│收藏　　　　　上一篇│下一篇

我餓了

　　我餓了，天父爸爸給我飯吃吧～～！腸沾黏一直這麼餓下去，也不是辦法，求祢應該比較快吧！天父爸爸，求祢幫我解開這難解的結，讓我的腸子恢復正常的蠕動，讓沾黏的地方分開，恢復到祢創造時的樣式。

　　昨天傍晚醫生幫我插上鼻胃管，插入的不適讓我吐了滿身滿床，弄得既虛脫又邋遢，身體還不適應這根外來的管子，鼻腔、喉嚨也一直覺得疼痛，痛著痛著不知不覺就睡著了，一直到基音團契來看我。他們唱了首詩歌，講到上帝的愛，讓我感動的想要掉淚，但我忍住了，因為想到若哭了鼻子和喉嚨應該都會更痛，就強忍住淚水。約九點，涓涓和俊源也來為我禱告。我真的很謝謝大家，在我需要的時候伸出援手為我祝福與禱告，謝謝。

　　昨夜雖然還是一直醒來，但有覺得睡得比較好，今天一早醒來，鼻胃管的異物感有比較減輕，體力也覺得有恢復些，只是當鼻胃管抽空我的胃帶來的飢餓感，還是很難忍受，讓我睜眼閉眼想的都是食物。今天突然好想吃排骨飯，以前念台中中國醫藥大學旁的柳雲餐廳的排骨飯，再加上一杯飲料，呼，陷入回憶的滿足感中。這一個多月，常因為太餓，一直想到食物，連我平常不常吃或是不愛的食物，在我的想像中都成了美味佳餚，我真的餓

221

了。但也求上帝幫助我，讓我好起來的時候，可以吃適合的食物，而不是跟著自己的慾望吃，這是我需要去面對的。

　　我……真的餓了。

　　Ps1.謝謝黑門山小組來看我，還帶來兩首勵志詩歌、三篇大衛詩篇及一串上周大家一起做的蘑菇項鍊。

　　Ps2.剛剛醫生來看我，看了早上照X光的片子，說我前幾天做的上消化道攝影的藥已經到了大腸，哇，表示藥還是有往下走，沒有被我吐出來。但想想不對啊，那檢查好像是八天前做的吧，這……也太慢了吧。

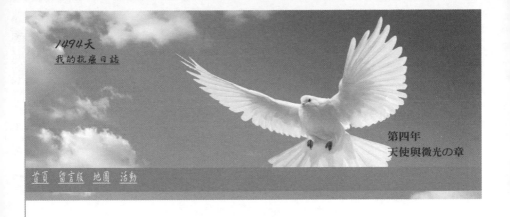

1494天
我的抗癌日誌

第四年
天使與微光の章

首頁 留言版 地圖 活動

2009.05.12　　　人氣｜回應｜推薦｜收藏　　　　上一篇｜下一篇

化了妝的祝福

　　由於週末是母親節，週六弟弟帶著她老婆和大嫂及姪女一同下台南，為了要幫媽媽過個母親節、看看他老姐，還有讓大嫂和媽媽換班幾天。就是又要換成媽媽和大嫂互相照顧著對方的女兒的情況了。

　　但是，事實上，媽媽帶著妹妹在週日中午自行搭客運回家，弟弟和弟妹昨天下午（星期一）才開車回家。為什麼呢？因為弟妹也住進成大醫院兩天。週六下午弟妹就開始感覺消化不良，到了傍晚準備要回家時，發現她的肚子已經腫的像青蛙一樣，去掛急診時，還一直被質疑是否懷孕。幸好經過瀉藥、灌腸、點滴及一夜的休息，身體就已經好多了，再多留一天則是為了做其他的檢查。我笑說是弟妹太夠意思了，探病探得這麼徹底。

　　第一次有這樣的經驗，我們家一次同時居然有四個人在成大醫院過夜，下午還可以一起愜意的在房間看電視，用餐時還可以一起圍個小桌吃飯（我當然是那位在床上，只能看他們吃的那位），突然覺得家好像沒有這麼遠了。這個意外的插曲，讓我遠在台南住院卻嘗到了家的感覺，也算是化了妝的祝福。

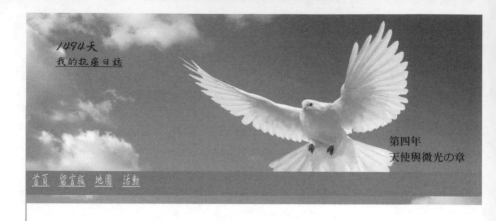

1494天
我的抗療日誌

第四年
天使與微光の章

2009.05.12　　　　人氣│回應│推薦│收藏　　　　上一篇│下一篇

TPN 治療第七日

　　開始打 TPN（全靜脈營養）至今已經七天了，體力也明顯慢慢好轉，可以出去小走一下，不過大概三分鐘就要休息。因為臥床太久，腰和背又開始痠痛得厲害，每天必須請家人按摩多次，甚至晚上也要貼上痠痛貼布才睡得著，不過經過三、四個小時又會再度痛醒並輾轉難眠。這個週日是室友的婚禮，我是她的伴娘，我要再繼續等待身體的奇蹟？相信我一定可以出院並美美的走完紅地毯？還是該趕緊找備案？……這是我這一兩週一直在禱告的事情。

　　今天早上做了斷層掃描，從鼻胃管灌進顯影劑，雖然我在口中偷偷含著梅子，試著想像這是個美食，但灌了 250cc 我就投降了，感覺有東西快要從嘴巴裡吐出來，於是好心的護士就停下來，結束這特別的灌食經驗。

　　這一兩天腸胃比較舒服一些，因為在這之前每天我還是會喝 1～200cc 的鹹湯（關東煮湯、牛肉湯、魚湯），老實說喝的時候很滿足，但喝完後就算馬上又被引流出來，常常還是會不太舒服，於是我這兩天就不再喝了，希望我的腸胃好好休息一下。但我的腦袋，我的慾望啊～常讓我閉著眼睛閃過的都是以前曾經吃過美食，連我不愛吃的東西現在都成了美食，甚至還有了不同的嗜好，

就是一直關心別人今天一天吃了甚麼東西？或是母親節大餐吃了甚麼？……

　　你今天吃了甚麼啦？？算了，還是別跟我說好了。

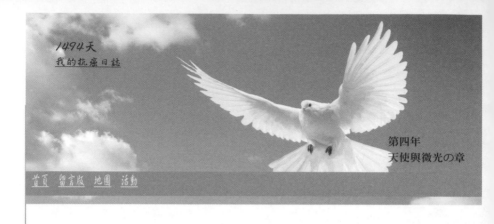

2009.06.17　　　人氣｜回應｜推薦｜收藏　　　　　上一篇｜下一篇

Call help

　　幾個星期前，因為腰痠疼痛無法睡覺，曾經就有一位很關心我的護士跟我說：「不要排斥止痛藥，請讓我們來幫妳減痛好嗎？讓我們幫妳好嗎？？？！！」

　　我的媽媽來照顧我，她也常向他人說：「我女兒很獨立，甚麼都自己來，都不需要我幫忙。以前造口自己清，現在腰痠還自己按摩……」言下之意透露出對子女獨立的驕傲，也透露出媽媽的無能，只能旁觀自己女兒的痛苦。

　　我的大嫂來照顧我時，她也曾表示：「看著她這樣，我覺得好無能為力，既心疼又不知道能幫甚麼。」

　　前幾天夜晚，突然的大疼痛，讓我從床上跳下來，坐也不是，站也不是，只能痛得一直跳。後來，我就衝去浴室用熱水沖我的身體，沖了好久痛終於慢慢緩解了。後來，護士剛好來夜查房，我跟她說我剛剛所發生的事情，護士對我說：「Chien，妳為什麼always 不 call help 呢？妳不要忘記妳現在在住院，我們可以幫助妳。妳讓我覺得我們的醫療好無能，因為一點都不能幫妳減輕甚麼，下次可不可以試著求救？？！！」另外，她很好奇的問了我一句：「當妳經歷疼痛時，妳在想甚麼？我曾有朋友對我說，她就當作她在修苦行。妳呢？？」我回了她一句：「我沒有不求

226

救啊，事實上，我當時喊了一句耶穌救我～～！！！！就趕快衝去浴室了。」而另外一位在旁的護士，則是心疼與無奈的板著臉對我說：「妳還笑得出來～～！！」

　　連續幾次和人的對話，讓我想到，我的天父爸爸是不是與她們有同樣的想法呢？？「我的寶貝女兒，爸爸在這裡，妳為什麼不呼求我的名，為什麼不切切的尋求我呢？不要忘了，我是誰？？！！是那個可以為妳做一切事情的天父！！」

　　是這樣嗎？？我遇到事情第一個就是想要靠自己？？連上帝爸爸都不夠積極尋求了？那天後，我在思索這個問題。

　　Ps.這幾天，我讓我媽媽幫我做些小事,譬如熱敷，拍一下背，幫我記錄小便的量……。我發現這幾天她好快樂喔～～！！真是奇妙！

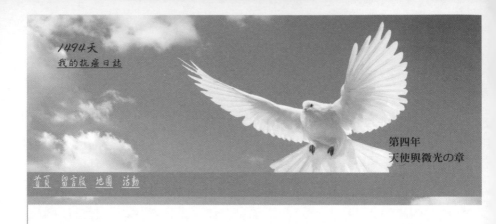

1494天
我的抗癌日誌

第四年
天使與微光の章

 首頁 留言版 地圖 活動

2009.06.17　　　人氣｜回應｜推薦｜收藏　　　上一篇｜下一篇

能吃能睡就是福

好久沒有打網誌了，我知道大家很關心我，也很擔心我的狀況，先謝謝大家的關心，也不好意思讓大家擔心了。住院已經四十多天了，從來沒住過這麼久，也從來沒這麼久的禁食，更沒有這麼久無法睡覺與連續不斷的疼痛。因為腰很痠痛，讓坐在電腦前打字對我變得是件不容易的事情，不過感謝主，終於在今天露面啦。

因為腰及背部的疼痛，讓我晚上找不到好的姿勢睡覺，側睡，不行，腰間的肌肉會痛。平躺，不行，腰和背會痠，及肚子會不舒服。所以，我幾乎都是坐著睡，坐在床上，或是坐在沙發椅上，最好的記錄是可以讓我睡上一個小時，不然平均沒幾十分鐘，我又痛醒起來敲打我的背、擦痠痛藥膏、熱敷、伸展扭動或貼強效貼布等……。這樣的日子持續了好久，醫生也想盡辦法想幫我，照會疼痛科──背部被挨了幾針，後來效果也不顯著；又開了止痛藥，每八小時打一次；最後又額外再加一劑，半夜真的疼痛難耐時，可以再補一針。但是，說實在的止痛效果也不太好，反而讓我有腸胃不舒服及其它的副作用。而前幾天，醫生決定試試安眠藥，還跟我說是強效的喔，讓我滿心期待終於可以好好睡一覺，一直思索我該用甚麼姿勢來睡呢？！晚上打藥的時候，也戰戰兢

就躺好，期待有如被棒球棒打暈的神奇效果，結果呢？？等著等著，等到了天亮，我還是幾乎沒睡，真的很失望。安眠藥的效果跟我平常想睡到不行的感覺是一樣的，還是會讓我感覺到疼痛而無法成眠啊！而昨天，主治醫生照會了精神科醫師來看我，精神科醫師說她們的安眠藥最多了，可以讓我慢慢試，昨天試了第一次，呵呵呵，終於成功了，雖然有些插曲，我晚上夢話不斷，讓大嫂以為我是痛到亂叫，趕緊找護士求救。呵呵，這一夜很開心，讓我斷斷續續也睡足了六、七個小時，除了早上還是會昏睡的副作用外，有個好處是經過了好一些的休息，今天可以來打打網誌了。

從四月底住院至今，快要兩個月了，等待的過程真的很煎熬，每天又被一堆管子綁住，活動困難，甚至有時候是疼痛無法活動，心情一定會受影響。特別是最近的三週，疼痛更明顯，幾乎天天二十四小時在都在痛，那種身體與心靈的受苦，讓我的心情變得不太好，也快樂不起來，有時候不舒服的連話都說不出，甚至臉上沒有甚麼表情，連禱告都變得沒有力量。後來，我的主治醫師開始詢問我，要不要開刀的事情，一連問了兩、三次，更讓我的心情推向沮喪與恐懼中，不單單只因為我怕痛，還有因為去年的手術到現在我都還沒完全恢復，又要重新劃開原來的四十公分大傷口，在我現在甚屬弱的身體動這麼大的手術，說真的我很害怕，負面的思想也不斷的浮出來。

前幾天，我哭著和楊姐反應，我需要安慰，上帝的安慰和人的安慰，我都感覺不到，我覺得好孤單，好無力，甚至想要問上帝在哪裡？？後來，楊姐安排了幾位有意願的姐妹，每天輪班來陪我，陪我讀經禱告，就算我精神不濟或是在疼痛中，她們也可以唸《聖經》給我聽，讓我的心靈先強壯起來。至今已經四天了，

好像有點效果喔，連我的家人都發現了，覺得我的心情比較穩定，比較平安了，真的感謝主。

　　沙漠中的讚美要實行起來真的很不容易，當我們健健康康的時候，要從口中說一句讚美上帝的話是何等的容易；但當在病痛之中，甚至虛弱的連話都說不出口，當時說出來的話，還要是讚美神的話，哇，讓我體驗到真的很不容易。求上帝幫助我，更賜給我更多的忍耐，等待祂的幫助。

　　我需要大家的代禱，因為我一個人的力量甚是微小，希望大家可以幫我一起禱告，搖動上帝的手，讓神的醫治臨到我的身上，將我腸子沾黏的部分分開，並恢復正常的運作；也讓腸阻塞的部分可以暢通。四十多天了，一個突然的急診，竟然就讓我困在醫院這麼久，請大家一起幫我禱告好嗎？？！！

　　也希望大家可以更珍惜現在所擁有的，哪怕只是喝一口水，吃一口飯，每天能舒服的睡上幾個小時，那都是幸福。這更是我現在天天的渴望。盼大家能更惜福與照顧自己的身體。

　　Ps.呼呼，終於打完了，中途大嫂還幫我熱敷我的背，才讓我可以繼續完成文章呢！謝謝上帝，我有個好愛我的媽媽和大嫂。

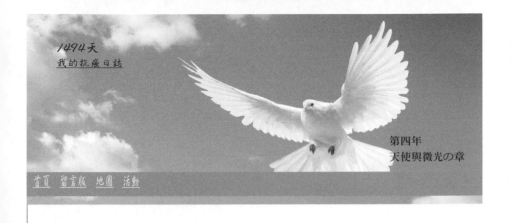

1494天
我的抗癌日誌

第四年
天使與微光の章

首頁 留言版 地圖 活動

2009.06.22　　　人氣｜回應｜推薦｜收藏　　　　　上一篇｜下一篇

大嫂愛我，我也愛大嫂

　　最近在學著每天讚美上帝，在痛苦中的讚美真的很難，但當我每天努力、努力、非常努力去做之後，再怎麼樣難熬的日子，至少都可以找出一件感謝上帝做在我身上的事情。

　　最近最大的感謝，莫過於我真心覺得我有一個超級棒的大嫂，是打燈籠都找不到的好大嫂，我覺得我是被愛的。其實大嫂一直是這麼好的一個人，但是我們開始熟悉起來是從這半年她開始和媽媽輪流下台南照顧我開始，不瞞大家說，在兩個星期之前，我偶而會覺得她很有趣，因此曾經寫下「霞語錄」，但大部分我都覺得她好煩、好吵、好愛花錢……。

　　從 4 月 26 日開始住院至今，也快邁進兩個月了，我要向大家坦承我並不完美，特別是我對家人非常不體貼，尤其在我身體及不舒服之下，我更無法修飾自己言語，常常用言語傷害我的家人，覺得她們怎麼都不知道我的需要。對大嫂的適應是，她是一個大刺刺的人，講話、做任何事，走路都很大聲，甚至常破壞或打翻東西，這些對虛弱且一個多月沒睡覺的我，都是極大的噪音與折磨，想當然爾我的口氣一定不會太好。

　　我知道我對大嫂和媽媽所做的一切是不好的，是不合神心意，但是我就是沒辦法改變，也禱告很久了。但是在這兩、三個

231

星期，我求主讓我看見她們的好，而不是去挑剔她們，我真的試過了，不過就是沒法改變，無法掌管好自己的口舌。後來，我改求上帝讓我懂得如何去愛，去愛神、愛自己、愛家人，因為若我無法愛自己，我又該如何愛人呢？我還特別求神讓我愛媽媽、嫂嫂甚過於她們愛我。

奇妙的事情終於發生了，以我媽媽來說，上週是她最近最開心的幾天，後來這個星期一換大嫂來照顧我，我也跟大嫂處得比以前還要好，我會主動表達我需要她（以前我會口是心非的叫她走遠些），我會讓她知道我以這位大嫂為榮，我珍惜著。

這件事情是我很大的缺點，我也很訝異，我居然願意分享出來，不怕大家對我失望或批評。我反而覺得我改變了，我不像以前那樣了，我為了上帝幫助我走出這段路而感到驕傲與喜悅。

我有個好愛我的大嫂，每次我對她口氣不好，甚至唸她以前不認真讀書，搞得現在好多字都不認識，簡直是小文盲。但是我的大嫂在照顧我的時候，她雖不是基督徒，也睡前會天天為我禱告，她用雙手握住我的一隻手並放在她的臉頰，虔誠的祈禱著，最後還會親一下我的手。就算我和她鬧彆扭，她依舊堅持天天為我禱告。

我有一個好愛我的大嫂，她好愛她的丈夫和剛滿週歲的小孩，她還願意離開所愛的人，遠到台南來照顧小姑我。我承認這樣的胸襟我做不到，也相信很少人做的到。

我有個好愛我的大嫂，我覺得自己對她並不好，但我卻從未在她口裡說出一句我不好的話，總是對人說：「Chien 是我們全家人的驕傲！」、「我在 Chien 身上看見好多好多見證。」……，每每聽到這些話，我都覺得好慚愧。

我有個好愛我的大嫂，她用心照顧我的一切所需，甚至處理

我的排泄物也看不到她絲毫嫌棄的感覺。她幫我按摩、幫我洗頭、幫我洗臉……，願意為我做任何事情。我自覺我做不到這樣的付出。

我有個好愛我的大嫂，她看見朋友唱詩歌給我聽，我的心就開了，她就試著唱給我聽，但是她五音不全，唱十次會是十首不同的歌，而且一點都不悅耳，讓我很受不了，但她會笑著安慰我說：「大嫂五音不全，但大嫂慢慢練，之後就變成四音不全、三音不全……到最後就五音都全啦！」，她真的很努力照顧我的身體及我的心。她又看見教會的朋友為我讀經，我的心可以得著平安，她就試著天天睡前讀詩篇給我聽，剛開始我還是嫌棄她，念得亂七八糟，都聽不懂在念甚麼，一堆字又不認得。但現在我享受在讀經的氛圍中，我依舊可以得到一些經上的提醒（有兩次的提醒是，去！向妳大嫂道歉！妳驕傲了！），也可以得著心靈上的平安。

我愛我的大嫂，她是上帝賜給我最棒的禮物，我感謝這份恩典，並試著學習享受在彼此的相處及愛之中，我希望未來的每一天，**我們對彼此的愛會與日俱增，讓那個幼稚、不懂事、心被蒙蔽感受不到愛的** Chien **不要再回來了。**

大嫂，我愛妳！！🩶

Ps1.這篇文章是怎麼完成的呢？在我邊寫的過程中，大嫂一直不斷拿熱水袋為我熱敷，持續了一個多小時不間斷！謝謝妳，大嫂～～！

Ps2.我明天要開始化療了，這兩天又多了些問題，開始發燒，發炎指數飆高，輸尿管裡的雙 J 導管也要換了，又是個小手術……。請為我禱告，讓我的身體可以撐得住，謝謝，我好渴望可以健康出院喔！！

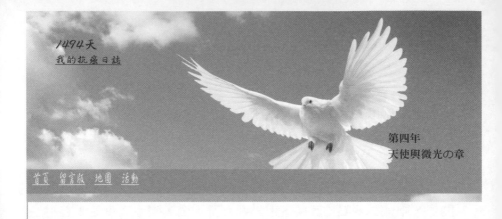

2009.09.15　　　人氣｜回應｜推薦｜收藏　　　上一篇｜下一篇

好想回家

　　自七月底起，我的治療就變成來醫院化療及一些治療（大約一到兩週，視身體情況而定），然後回家一週，迄今已經回家三次了。我要說回家的感覺真好，從讀大學開始就一直在外面生活的我，第一次覺得我有點戀家了，大概是住院三個多月將我對家的渴望給激發了出來，「我……好想回家喔」，現在，在離家的每一天，我都這麼想著。

　　罹癌至今三年多了，之前都是媽媽來台南照顧我居多，今年又多了大嫂輪替照顧，老實說，我曾經覺得我的其他家人，比我的朋友還不清楚我的身體狀況，或是現在遇到的困難，他們可能都不知道。因為中壢和台南兩地相隔了一段距離，很多事情也好像有距離一般。不過，在這幾次回家的過程中，彌補了這樣的缺憾，我覺得我很幸福，我的每一位家人都真心且實際的陪在我的身邊，支持我，謝謝你們。尤其是我的爸爸，一直默默陪在我身邊，隨時給我及時的幫助。還有我的哥哥，由於我開始戀家，他就開始當司機，常常要載我往返台南和中壢奔波，辛苦了。

　　不過，怎麼辦？？我還是覺得好累，我覺得我倦了，變得好不想來醫院，好不想治療，好累，好累啊！努力了這麼久，我好累啊！

上帝爸爸啊～只有祢能在這個時候給我力量與安慰，請幫助我 Never Give Up！繼續等候祢！！

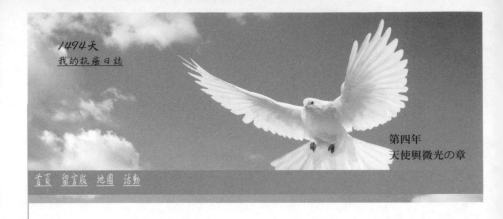

2009.11.01　　人氣│回應│推薦│收藏　　　　上一篇│下一篇

這半年

　　六個月了，不知不覺已經半年無法進食，真是不敢想像這一百八十多天的日子是怎麼過的，靠著神的恩典和家人朋友的支持，我很感恩。因為我的腸子塞住了，水和任何食物都無法消化，我的鼻子上還因此插了半年的鼻胃管，好將我膽汁、胃液和我喝的水從胃排出來。有些網友好心推薦我吃些營養品或安素等，其實我的身體是還無法吃喝這些東西的。

　　很突然地、毫無心理準備之下開始展開禁食之旅，不知道還有多久，但是讓我來回顧這半年的心境轉變。頭一、兩個月其實最難熬，常常會想到食物，甚至連夢中都是食物，看美食節目也會流口水及分泌一堆胃液，好像連嗅覺都變得很敏感，不太能接受有人在我周圍吃東西，因為太煎熬啦。過了最難熬的時期，好像對食物的渴望漸漸的降低一些，我會喝一些清流質的水或飲料，也曾想過幾乎不喝任何東西來減少鼻胃管引出的量，這樣的日子也過了一陣子。後來，我每隔兩三天就會想喝些熱呼呼的湯，通常是 100-200cc 的牛肉湯，然後再用灌食空針把它從我的胃中抽出來，深怕湯上的浮油會讓我的腸胃絞痛，就這樣我可以滿足幾分鐘的口腹之慾。直到有一天，我突然很想喝當歸鴨湯，有位好心人也將湯送到我的面前，記得我喝了大約 150cc 吧，然後也

有很乖的把它抽出來，但是當晚我卻一直極度口渴，到半夜大約喝了幾千 cc 的水也不解渴，很痛苦，我猜想那讓我覺得可口甜甜的當歸鴨湯可能加了過量的味素，而禁食已久的我對味素已經越來越敏感了，從那之後，熱呼呼的鹹湯對我也漸漸失去渴望。現在的我邁進另一個挑戰，我對水和飲料的慾望無限增高，或許是化療已久的我，體質漸漸改變，燥熱的體質讓我渴望大口大口的喝冰水好一解身體的熱和渴，卻怎麼也解不了，就這麼一直反覆的喝喝喝，然後在用空針筒抽抽抽把剛剛喝下肚的都抽出來。還有個原因是因為插管已久，鼻胃管在喉嚨造成的紅腫痛等不適感，喝喝冰水可以讓我舒服一點。不過一整天下來，我喝進肚子裡的水雖不被消化，但是量也是夠驚人的。希望這燥熱及口渴的問題也能早日改善，好趕緊恢復正常。

最近很少上網及寫網誌，因為腰痠背痛讓我打字和用電腦時很不舒服，而現在也是在腰很痠痛的情況下完成文章，有好多事情想分享，希望能有好些的體力完成。

Ps.現在的我還在中壢，正在等候成大通知病房中，也在苦惱大嫂回大陸探親旅遊去了，媽媽又要照顧姪女，一個人的我該如何呢？！

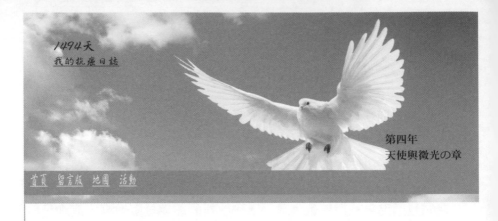

2009.11.03　　　人氣│回應│推薦│收藏　　　　　上一篇│下一篇

一位白衣天使

　　我很幸運，我的周遭有很多的天使，像我的大嫂就是我的天使，今天我要來述說的是另一位白衣天使，她是我高中的學姐——瓊文。

　　會和她認識是因為我們同樣被選為學校的國歌指揮，常常一起面對著在幾千人面前雙手揮舞的緊張，就這樣開始了我們的友誼。畢業後，她上了成大護理系，而我念的是中國醫藥大學營養系。記得大一我從北港到台南找她，第一次看見成大校園就愛上了，這才是我心目中的大學，下火車之後的成大校區和周遭的商店像極了大學城，學校資源和空間和我當時念的學校比起來真的有很大的差異。起初我們還會通信，但後來就失聯了。

　　幾年後，我考上成大的研究所，畢業後半年我就生病了，直到去年當選台灣癌症基金會十大抗癌鬥士，電視上轉播我的採訪，學姐看到後隨即上網搜尋我的消息並留言，才和我再度取得聯繫。這真的是上帝給我的大禮物。

　　兩個月後，我住進了醫院，因為腸沾黏。再經過三個多月後，我終於可以踏出醫院，開始醫院與家兩地奔波的日子，手上也多了 PICC（人工靜脈血管）需要定期消毒。至今，三個多月了，只要我回家休養，學姐每三天就會來我家幫我消毒 PICC。更感動的

是學姐其實在台北榮總上班，上班時間是從下午一點至九點，所以週間她會在我消毒日前一天回中壢家，然後一早來我家幫我做消毒，再搭車去台北上班。我好不忍學姐為我如此奔波，她卻謙虛的感謝我給她這麼個幫助我的機會，親愛的天父，我要再次將感謝獻給祢，謝謝祢讓我遇見了這麼一位有著善良的心的白衣天使。

　　另外，我還要感謝瓊文學姐的媽媽，她不但支持學姐幫我更時時陪著學姐一同前來，還會在一旁幫我按摩。怎麼會有如此好的事情發生在我身上？！原來，我遇見的是一對天使母女。

　　謝謝妳們！

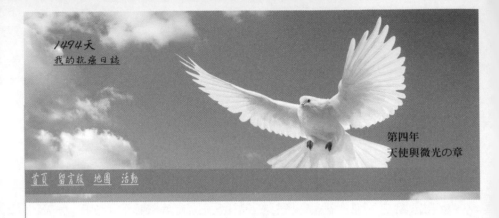

2009.11.18　　　　人氣｜回應｜推薦｜收藏　　　　　　上一篇｜下一篇

虛弱

　　最近身體很虛弱，從上周二出院回家之後就一直臥床至今，這兩天血壓甚至低得嚴重（6x,4x），心跳 120～130，手腳不斷抽筋和筋攣，不太能講話（沒力加沒氣），稍微改變姿勢就會暈眩、全身麻、甚至突然看不見……真的很不舒服。連和人求救的力氣都沒有，唯獨剩下意念，用意念向上帝發出求救訊號。

　　爲我禱告，好嗎？？！！

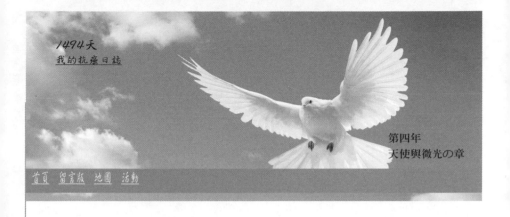

2009.12.19　　　人氣│回應│推薦│收藏　　　　　上一篇│下一篇

重新得力

　　又上來報告一下近況啦，感謝上帝，最近的精神、體力都漸漸恢復中。這週發生甚麼大事呢！？讓我來回顧一下……

1. 輸了四包血，兩包血漿，血色素升到 11，比較有點體力
2. 營養不良，自費輸了四罐白蛋白，希望能補回來囉
3. 胰臟酵素還是在異常值，這樣不知道可不可以打化療
4. 膽色素異常升高，要注意有沒有黃疸
5. 右腿依舊水腫，讓我重了好幾公斤
6. 肚子痛、腰背痠痛依舊，睡得不太安穩

報告完畢！！我不能坐太久，就寫到這了。
我要繼續信靠那能讓我跌倒，站起來又更剛強的神！！

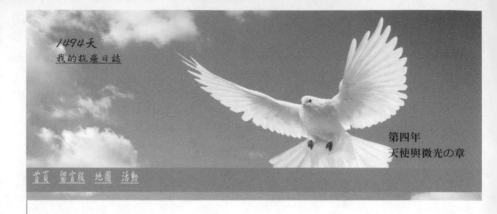

1494天
我的抗癌日誌

第四年
天使與微光の章

首頁 留言版 地圖 活動

2009.12.24　　　人氣｜回應｜推薦｜收藏　　　　　上一篇｜下一篇

正港黃種人

　　這一週我的皮膚變得越來越黃，尿則變得少而呈深茶褐色，眼白也變黃了，因為膽道阻塞，膽汁無法順利排至胃中，使得膽管腫大。醫生說可能需要做引流管，將膽汁從身體中排出來，但是，我真的不想在身體上再插洞了，為我禱告好嗎？？這一兩天可能醫生就會作決定了。

　　我變得越來越黃，我的醫生居然笑著說，因為我是「黃種人」啊～！！！！

　　（原來他也會說冷笑話啊……！！）

　　上帝啊～我要繼續仰望祢！！

後記　第 49 個月

2010.04.04　　　人氣｜回應｜推薦｜收藏　　　上一篇｜下一篇
代千惠發文

我是千惠的大哥：

我們所關心的千惠已經在 4 月 2 日中午 12 點 20 分到天父身邊當小天使了。

感謝大家在這四年多來對千惠的關心，但是千惠還是不敵病魔的摧殘。

這些年來千惠都會來這裡敘訴生活的點點滴滴，從今天起千惠不會再來了。

但是我相信千惠會一直活在妳我的心中，直到永遠。

4 月 1 日當天家人開車去成大看千惠．當時的千惠已經在彌留的狀態。

也許千惠已經知道剩下的時間不多了，居然在家人的面前勉強擠出一句───你們都要記得我喔。

當時心中的痛無法用言語形容．眾使心中有萬般的不捨。

4 月 2 日當天早上媽媽打給我說千惠快不行了，要坐救護車趕回中壢。

243

當時我居然沒有傷心，反而為千惠高興.因為這樣對千惠也許是一種解脫。

　　長達一年未進食，一般人哪裡受的了，更何況是病人。

　　謝謝大家對千惠的關心，請大家再為千惠禱告，讓千惠在天國可以無病無痛、無憂無慮。

　　告別式日期還沒決定，等訂好哪一天我會再到這裡告訴大家，謝謝各位。

回應（22）│推薦（22）│收藏（22）

> **靖恆**
>
> 然而，面對癌症，我們的能力真的很渺小，只能有空的時候多多鼓勵她，並且祝福她成為許多人的幫助，鄰近床的病友，網路上急於分享的網友。千惠是我在實習生活第一個月接觸的病人，也是我這十個月以來最印象深刻的病人。後來幾次千惠反覆住院，去看千惠時，總是希望可以給予些安慰或溫暖，卻總是從千惠的身上得到更多激勵。妳的勇氣、信心和幽默的個性，我永遠都忘不了。

> **Charlene**
>
> 在病中的妳一直保持讓人無法瞭解的勇氣。
>
> 會記得妳的，因為，怎麼能忘記，在病中的妳，那顆不斷仰望神，不斷衍生生命力的妳。
>
> 會記得妳的，因為，怎麼能忘記，在病中的妳。帶給我這麼許多力量和希望。

> **Emily**
>
> Dear 千惠：
>
> 雖然素昧平生，但您網誌中紀錄點點滴滴抗癌的過程，妳的勇敢，給了我們病人及病人家屬很多知識及勇氣。

> **小璃**
>
> 給千惠學姊：
>
> 感謝學姊幫助我很多，給我勇氣、希望，也給我有信心去面對未來。也感謝妳留給我最特別的妳。
>
> 願　大家都幸福快樂，照顧好自己
>
> 一切平順

> **大嬸**
>
> 生命價值的判定，在於對生命如何運用。……千惠已盡最大的力量為人群服務……千惠雖然自己生病，仍是鼓勵許多人感恩，妳的鼓勵，陪我一段。爸爸腸癌，公公血癌，先後走了……

245

➢ Magger333

干惠：

我收到妳的mail了，謝謝妳為我做的，以及提供給我的意見。坪坪曾經在他的八歲生日上許願，希望能永遠的活下去…當我親耳聽到她的願望時是多麼感動…，從那一刻起，我的負擔卸除了，我的苦成了我的快樂。妳的生命也是，妳知道嗎？

➢ Yangyaling

妳的樂觀可以給身體、心理有疾病的病友很多的鼓勵。我是需要與妳學習。

➢ John

I accidentally found your blog during a research for the side-effects of my mom's chemotherapy…After reading some of your journals, it surprises me for your braveness…wish to thank you for your kind sharing…Keep up with the excellent work … There are countless people and their families that are fighting together against this disease. More importantly, we are all under the good hands of our God…

➢ Lily

干惠：

我不認識妳，是昨天才無意間看到妳的網誌。我邊看邊拭淚，為妳的勇敢。我相信上帝有祂的用意，雖然我們一生中得面臨許許多多的艱困與考驗。

我有一個朋友今年初發現得到大腸癌，現在正在接受化療，情況不甚樂觀。我的心也跟著好痛。為他的病。我都不知道該怎麼幫助他。

繼續加油。為妳也為我認識的他……

Ps：我好喜歡那篇妳寫的「臉」中與上帝對話的那一段。

➢ 張小明

也希望大家可以更珍惜現在所擁有的，哪怕只是喝一口水，吃一口飯，每天能舒服的睡上幾個小時，那都是幸福。

==

真的，我們平常過著這麼幸福卻沒有發覺呢！ Chien，加油！

➢ ivanita2766

我就是那個「聽到妳的見證獲得激勵的朋友」……因為我們看到的，是妳的精神，被主愛包圍的妳在妳身上，我看到基督就在妳的生命裡妳已經活出了祂的美好！

➢ Skyemm

「不怕不怕，只要信」寫的真好～加油歐！千惠，別忘了妳的背後有一大群強而有力的靠山，大家都會支持妳的。

➢ 惠玲

加油！相信苦痛會過去的，妳會好起來的。心靈平靜將戰勝一切。

最近我被頸椎肌腱炎弄得痛苦不堪，甚至意志消沉，想到身體內還有肝癌的陰影，人生真的很灰暗。不過，我想到勇敢的千惠，我就會提醒自己也要勇敢/加油。

祝福妳。

➢ 翠玲

Hi，妳的這個禱告真的很美。

不知道為什麼？當我們承認我們的渺小時，我們就變堅強了。

是因為我們不必再靠自己的原因吧？

是因為有了神做為依靠，我們就算再小也無所謂。

如我以前所說的，妳的堅強，給了妳身邊的人力量。

加油！

➢ ciakgb000

主所愛的千惠：

妳的肩膀，讓許多人的內心點燃希望之燈喔！

加油!!!!

➢ 劉小謹

Dear千惠：

妳不是小孬孬！在我眼中、心中，妳是真正的勇者。

妳真的是用自己的「生命」見證，神奇妙偉大的作為。

相信 神是「充充足足的成就一切超過千惠所求所想的」以妳為榮！

➢ WILLIAM

我母親剛剛才結束了35次的電療，每天陪她到醫院做電療，看到了許多與癌症奮鬥的朋友們，心中對他們的尊敬是沒有辦法表達的。

妳不是小孬孬，妳的勇氣比我們都強，我母親只做電療，不需要化療，她已經幾乎痛不欲生。在醫院有許多的朋友是電療和化療同時進行，他們告訴我化療的痛苦是沒有辦法可以形容的。

母親告訴我，她每次躺在冰冷的床上做電療的時候，她心裡想的是美麗的海邊、關心她的朋友、家人、治癒後的旅行，時間也就這麼的過去了。

但是電療後的恢復是折騰人的，沒有很大的勇氣是沒有辦法挨過去的。我相信妳的信仰，朋友，可以陪妳度過這段治療的時間，並且很快的能夠恢復。我會為妳祝福的。

➢ NING

謝謝妳給我們勇氣跟信心，祝福妳一切順利！

➢ Celine

收到「向癌宣戰」專輯了嗎？

妳的見證帶給好多人安慰啊！

妳不僅是神的掌上明珠，更是無數人心中的明珠……加油，我的姊妹！

➢ 依依媽咪

好棒喔！

妳已經找到方向、找到力量、找到信心、找到希望。

但願，我們都可以這樣充滿喜樂地走下去，笑對一切考驗。

加油！

➢ BlissVi

妳好樂觀！

比起妳來，我好像悲觀很多，碰上了愛情問題就難過的要命。

祝福妳身體一天比一天好！

加油！：）

千惠的生活點滴

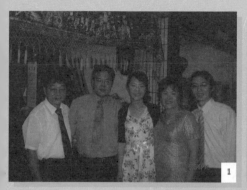

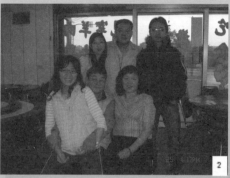

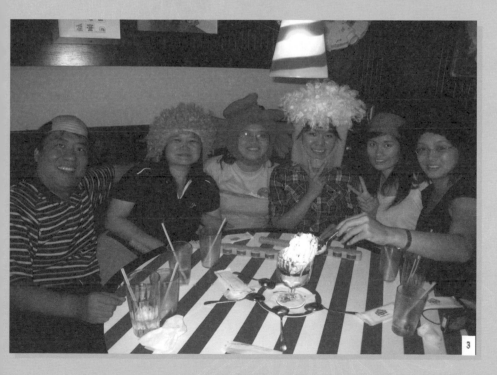

1.大哥結婚與家人合照 ∥ 2.與家人合影 ∥ 3.2008 年生日

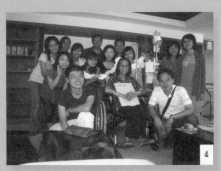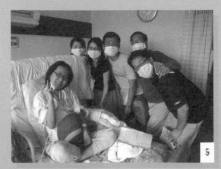

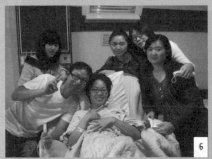

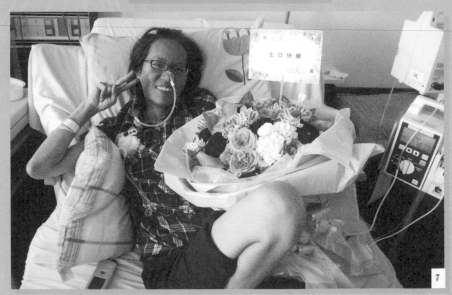

4.2009 年生日 ‖ 5.小組伙伴探班加油 ‖ 6.弟弟和朋友來訪 ‖ 7.於病房過生日

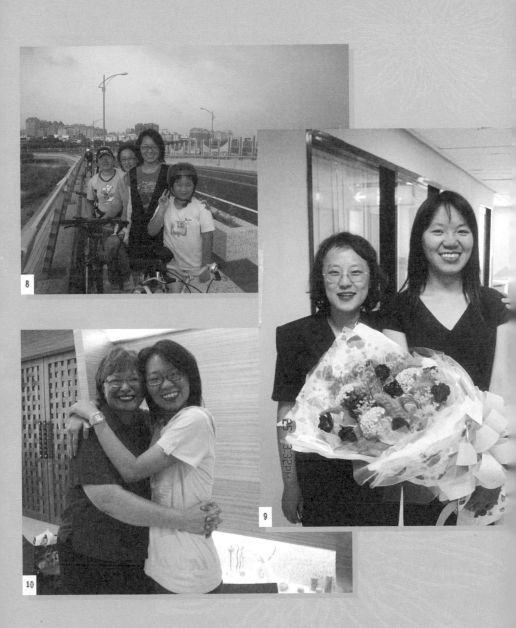

8.為儲備體力與同事老師騎車運動 ‖ 9.研究所口試完與指導教授 sunny 合影
10.與 Donna 牧師合影

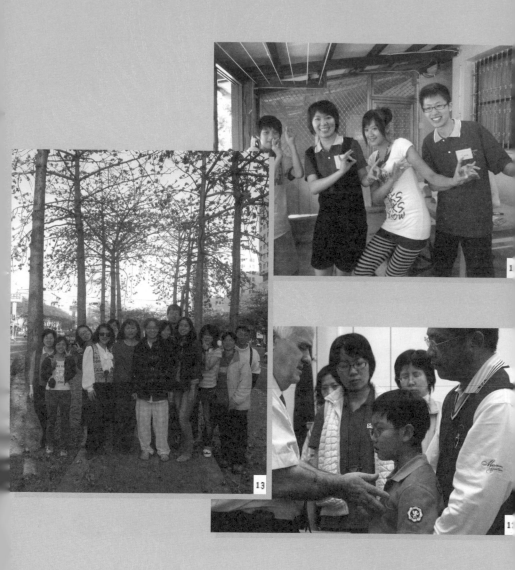

11.與台東福音隊孩子合影 ‖ 12.即使自己生病，仍盡力服事其他有需要的人
13.第一次開刀完與實驗室同伴於成大醫院旁賞木棉花

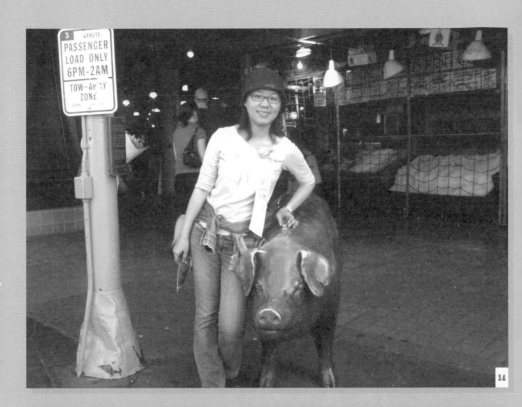

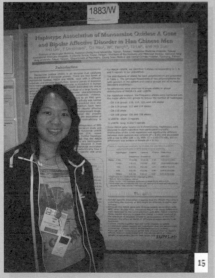

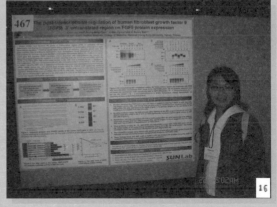

14.西雅圖派克市場

15.至聖地牙哥參加國際會議

16.至西雅圖參加國際會議

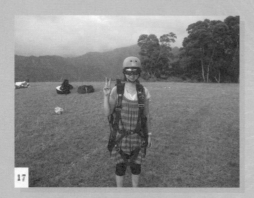

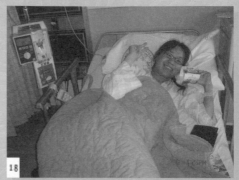

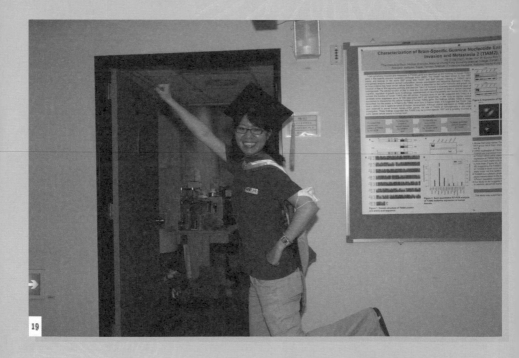

17.準備飛行傘飛行 ║ 18.化療不適中，千惠也總是會想辦法讓自己因小事而開心

19.總是有各種創意的千惠

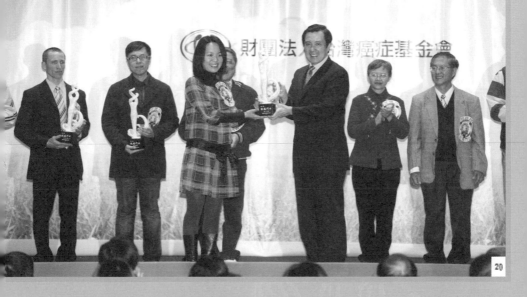

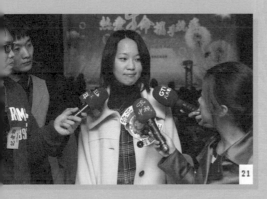

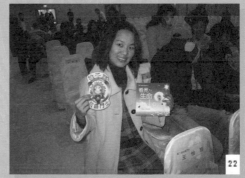

20. 抗癌鬥士總統頒獎 ∣ 21.22. 抗癌鬥士頒獎典禮

國 家 圖 書 館 出 版 品 預 行 編 目 資 料

1494 天，我的抗癌日誌／徐千惠 著. —初版.—
臺中市：白象文化，民 104.04
　　面；　公分 —
ISBN 978-986-358-122-2　（平裝）

1.癌症　2.病人　3.通俗作品

417.8　　　　　　　　　　　　　　103025595

1494天，我的抗癌日誌
建議售價・300元

作　　者：徐千惠

校　　對：林宜玟、林孟侃

編輯排版：林孟侃

出版經紀：徐錦淳、黃麗穎、林榮威、吳適意、林孟侃、陳逸儒

設計創意：張禮南、何佳諠

經銷推廣：何思頓、莊博亞、劉育姍、王堉瑞

行銷企劃：張輝潭、劉承薇、莊淑靜、林金郎、蔡晴如

營運管理：黃姿虹、李莉吟、曾千熏

發 行 人：張輝潭

出版發行：白象文化事業有限公司

　　　　　402台中市南區美村路二段392號

　　　　　出版、購書專線：（04）2265-2939

　　　　　傳真：（04）2265-1171

印　　刷：基盛印刷工場

版　　次：2015 年（民 104）四月初版一刷

設計編印

白象文化｜印書小舖

網　　址：www.ElephantWhite.com.tw

電　　郵：press.store@msa.hinet.net